CURE RADICALE

DE

L'HYDROCÈLE

PAR LA MÉTHODE DE L'INCISION

AVEC LES PRÉCAUTIONS ANTISEPTIQUES

PAR

Stanislas-Joseph MEHLING

DOCTEUR EN MÉDECINE

MONTPELLIER

TYPOGRAPHIE ET LITHOGRAPHIE BOEHM ET FILS

IMPRIMEURS DE LA GAZETTE HEBDOMADAIRE DES SCIENCES MÉDICALES

ÉDITEURS DU MONTPELLIER MÉDICAL, DE LA REVUE DES SCIENCES NATURELLES,

DE LA SOCIÉTÉ LANGUEDOCIENNE DE GÉOGRAPHIE.

1883

CURE RADICALE

DE

L'HYDROCÈLE

PAR LA MÉTHODE DE L'INCISION

AVEC LES PRÉCAUTIONS ANTISEPTIQUES

PAR

Stanislas-Joseph MEHLING

DOCTEUR EN MÉDECINE

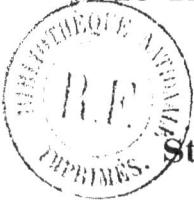

———— ◦⊷⊶◦ ————

MONTPELLIER

TYPOGRAPHIE ET LITHOGRAPHIE BOEHM ET FILS

IMPRIMEURS DE LA GAZETTE HEBDOMADAIRE DES SCIENCES MÉDICALES

ÉDITEURS DU MONTPELLIER MÉDICAL, DE LA REVUE DES SCIENCES NATURELLES,

DE LA SOCIÉTÉ LANGUEDOCIENNE DE GÉOGRAPHIE.

1883

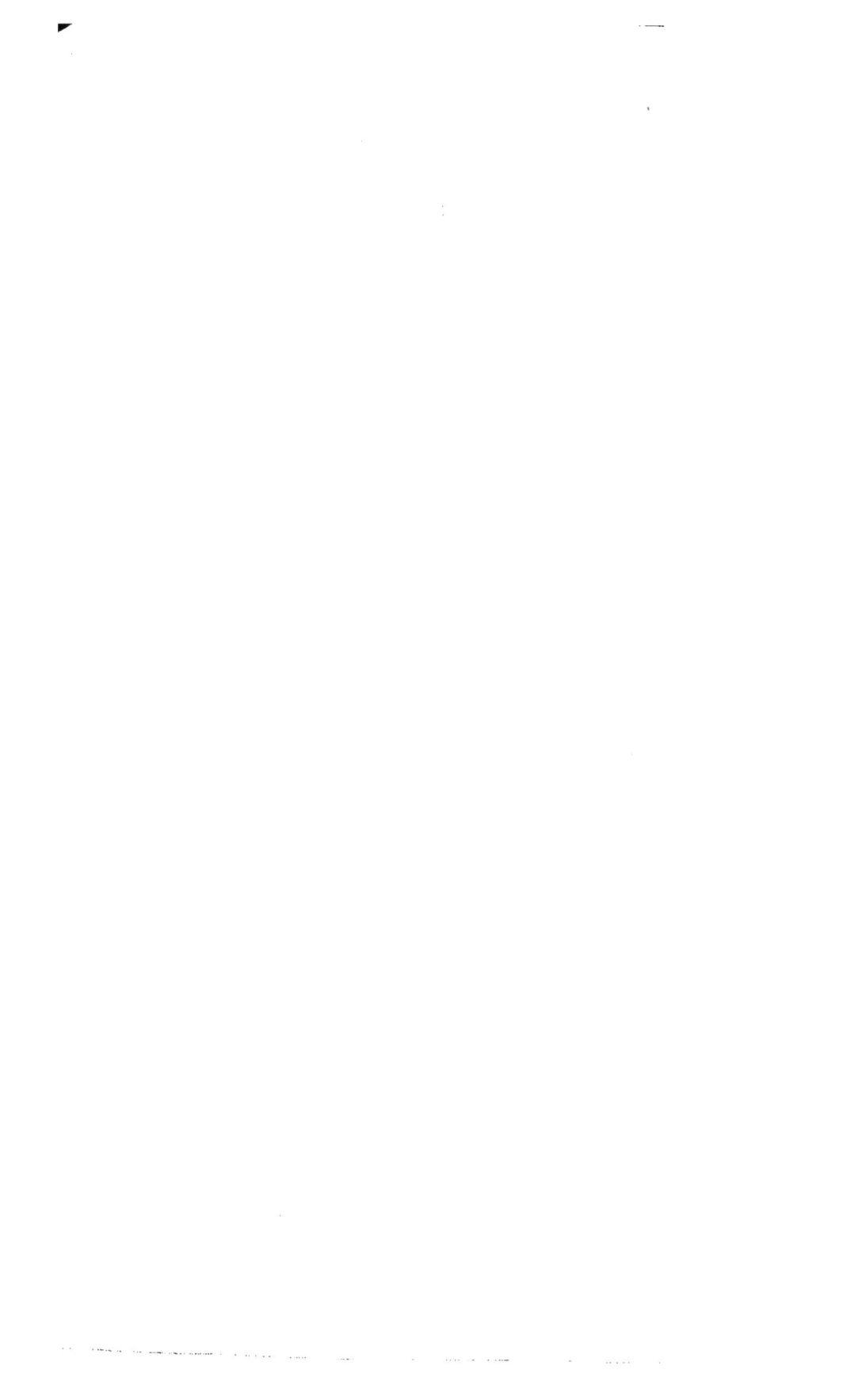

A MON PÈRE ET A MA MÈRE BIEN-AIMÉS

Agréez, chers Parents, ce modeste
tribut de ma profonde reconnaissance.
Votre constante sollicitude et vos nombreux sacrifices voient enfin le couron-
nement de l'œuvre que vous avez si
largement commencée.

A MA SŒUR

A MON FRÈRE L'ABBÉ CHARLES MEHLING

A mon Oncle l'Abbé Jean MEHLING

Aumônier du Pensionnat de Veyrier, près Genève.

A ma Tante Marie MEHLING

A TOUS MES PARENTS

STANISLAS MEHLING.

A MON PRÉSIDENT DE THÈSE

Monsieur le Professeur DUBRUEIL

Chevalier de la Légion d'Honneur.

A Monsieur le Docteur JAUMES

Professeur à la Faculté de Médecine de Montpellier.

A Monsieur le Docteur Léon DUMAS

Professeur Agrégé à la Faculté de Médecine de Montpellier.

A Monsieur le Docteur GERBAUD

Chef de Clinique obstétricale à l'Hôpital Saint-Éloi.

STANISLAS MEHLING.

A MES ANCIENS MAITRES

DE LA FACULTÉ DE MÉDECINE DE GENÈVE

MESSIEURS LES PROFESSEURS

J. REVERDIN, G. JULLIARD, A. REVERDIN

ET A. JENTZER

Hommage de sincère gratitude pour
les savantes leçons que j'en ai reçues
et la bienveillante sympathie qu'ils
m'ont témoignée.

STANISLAS MEHLING.

A LA SECTION GENEVOISE

DE LA SOCIÈTÉ DES ÉTUDIANTS SUISSES

Acceptez, chers Confrères, ce nouveau
gage de la vive amitié qui m'unit à vous
et à l'œuvre patriotique que vous sou-
tenez si vaillamment.

A mes anciens Camarades de l'Université de Genève

A TOUS MES AMIS

STANISLAS MEHLING.

INTRODUCTION.

Il est peu de maladies sur lesquelles on ait autant écrit que sur l'hydrocèle. Les développements très étendus consacrés à sa cure radicale dans les ouvrages classiques et les travaux spéciaux des professeurs les plus distingués de France, d'Angleterre et surtout d'Allemagne, tout en indiquant combien cette question a préoccupé le monde chirurgical, nous prouvent, une fois de plus, que de nouveaux progrès étaient réalisables.

L'homme de l'art, ayant eu à constater les conséquences désastreuses inhérentes au milieu nosocomial qui l'entoure, s'arrêtait en tremblant devant l'opportunité d'une opération d'urgence, dont les suites funestes ne lui échappaient pas. L'étude d'un monde nouveau amena la découverte du microbe, et bientôt après il fut permis d'espérer pour notre siècle l'honneur de réduire à néant, par des agents chimiques, cet ennemi invisible qui jusqu'alors paralysait les nobles efforts de savants dévoués au soulagement de l'humanité souffrante.

La gloire attachée à cette nouvelle conquête appartient à celui qui, en dotant nos hôpitaux du pansement antiseptique, réalisa d'un seul coup les progrès que l'on n'aurait pas soupçonnés avant ses remarquables travaux. Le nom de Lister est dans toutes les bouches. Sa méthode, employée presque universellement avec un brillant succès, est définitivement jugée.

Nous avons eu, pendant le cours de nos études à l'Université de Genève, l'occasion de suivre attentivement les résultats surprenants de l'incision dans le traitement de l'hydrocèle vaginale. Ce procédé nouveau, présenté au monde chirurgical par M. le professeur Wolkmann (de Halle), et appliqué dans la clinique de notre Hôpital cantonal par mes anciens et vénérés Maîtres, MM. les professeurs Gustave Julliard, Jaques et Auguste Reverdin, nous ont engagé à réunir dans un modeste travail les observations que nous avons pu faire relativement à la valeur de ce procédé. Notre étude, n'ayant pas un caractère d'originalité, aura surtout pour but de faire connaître ce que la pratique chirurgicale est en droit d'attendre de l'incision et du pansement antiseptique. Nous osons espérer, par là, gagner à cette méthode de nouveaux et nombreux partisans. Ce sera la seule récompense que nous souhaitions et un nouveau fleuron à ajouter à la couronne de gloire que nos Maîtres en chirurgie ont conquise depuis une dizaine d'années.

Nous diviserons notre travail en six parties :

1° Historique.

2° Discussion des procédés proposés pour la cure de l'hydrocèle.

3° De l'incision dans l'hydrocèle avant et après le pansement antiseptique.

4° Valeur de l'incision dans la cure radicale de l'hydropisie vaginale.

5° Observations.

6° Conclusions.

Qu'il nous soit permis, avant d'entrer en matière, de présenter à MM. les professeurs Gustave Julliard, Jaques et Auguste Reverdin, l'expression de notre bien vive gratitude pour les savantes leçons et les sages conseils que leur expérience nous a donnés. Qu'ils acceptent aujourd'hui l'hommage public de notre sincère reconnaissance !

Nous n'aurions garde d'oublier MM. les Dʳˢ Jentzer, Jeanneret et Sierro, MM. Maurice Demaurex, étudiant en médecine, Othmar Kully, docteur en droit, qui par leur bienveillante et précieuse amitié, leur connaissance approfondie de la langue allemande, nous ont soutenu dans l'accomplissement de notre tâche.

DE L'HYDROCÈLE

PAR LA MÉTHODE DE L'INCISION

AVEC LES PRÉCAUTIONS ANTISEPTIQUES

CHAPITRE PREMIER.

Historique.

Depuis le jour où l'hydrocèle vaginale apparut au praticien avec ses caractères d'épanchement séreux et d'inflammation chronique, tous les efforts tendirent à la faire disparaître de cette cavité, que la nature semble avoir donnée à l'homme pour la conservation et le bon fonctionnement du testicule.

Le nombre considérable des moyens proposés pour la cure de cette affection nous montre d'une manière évidente que l'incertitude des résultats obtenus a régné parmi les Maîtres les plus distingués. L'histoire thérapeutique de l'hydrocèle nous fait assister à la séparation des chirurgiens en deux camps. Les uns veulent, en refusant tout caractère de gravité à ce processus pathologique, pallier aux inconvénients d'une tumeur parfois très volumineuse ; d'autres, inspirés par une idée plus digne de la science qui cherche, proposent un traitement curatif. Il a été donné à notre siècle, et ce sera pour Lister un grand

2

honneur, d'avoir découvert au monde chirurgical le secret des brillants résultats dont les publications périodiques sont remplies. L'hydrocèle de la tunique vaginale doit à ce savant la possibilité d'une opération dont nous discuterons la valeur, en la mettant en parallèle avec les procédés adoptés jusqu'à nous dans la pratique, mais avec des succès divers.

L'hydropisie de la tunique vaginale ne guérit pas spontanément ; c'est du moins l'opinion généralement admise, malgré les publications de quelques auteurs. Pott cite deux guérisons chez l'adulte, après six semaines de repos au lit ; Brodie deux cas, l'un après une inflammation du sac, l'autre après une orchite. Le petit nombre de points observés ne suffit pas pour détruire l'exactitude de notre proposition.

Celse, on peut le dire, fut le premier chirurgien qui, en proposant l'injection d'une solution de sel et de nitre, puis plus tard l'incision pure et simple suivie de la suppuration de la tunique vaginale, se soit occupé, à son époque, d'un traitement sérieux de cette affection. Les auteurs anglais, Douglas, Pott, Howard, Bell, Keate, Earle, Holbroock et Dease, qui vinrent après lui, semblent, par la publication de traités spéciaux, avoir eu à cœur de donner à cette question de l'hydrocèle toute son importance. Les travaux qui suivirent, travaux parus soit en France, soit en Allemagne, et consacrés spécialement à l'expérimentation, nous ont fourni des renseignements utiles pour la pratique. Jetons un coup d'œil rapide sur l'histoire des patientes et consciencieuses recherches de nos devanciers.

Le traitement de l'hydropisie de la tunique vaginale peut être divié, nous l'avons déjà dit plus haut, en palliatif et en curatif. Le premier est excessivement simple ; mais, en vertu de cette propriété, il ne donne que des résultats incertains, du moins chez l'adulte. A cette classe de moyens thérapeutiques appartient la teinture d'iode. Cette substance, employée en badigeonnages par un certain nombre de chirurgiens, n'a, de l'avis du plus grand nombre, qu'une action favorable chez les enfants, pour les hydrocèles récentes et de petit volume. La pratique de tous les jours a confirmé définitivement ces résultats. Nous en dirons autant des lotions de chlorhydrate et d'acétate d'ammoniaque, que quelques chirurgiens ont proposées pour obtenir la résolution de l'hydropisie vaginale. Nous ne discuterons pas davantage la valeur des observations présentées en faveur de ces moyens, purement palliatifs, mais nous croyons qu'il serait imprudent d'adopter, comme définitivement acquis à la pratique, des agents dont les propriétés nous semblent exagérées dans l'esprit de quelques auteurs. L'autorité du professeur Curling (de Londres) et son témoignage nous suffisent amplement pour la confirmation de notre opinion.

A côté de la teinture d'iode, dont nous venons de constater l'inutilité à l'usage externe, nous avons pu recueillir dans la littérature chirurgicale la liste de plusieurs autres médicaments proposés pour la cure de l'affection que nous étudions. Les onctions mercurielles, le tartre stibié, l'application répétée de vésicatoires sur le scrotum, ont tour à tour été employés. Breschet signale vingt cas de guérison après l'emploi de ce dernier moyen. Rognetta, dans un n° du *Bulletin Thérapeutique* de 1834, le préconise pour les cas d'hydrocèles petites et récentes. Mais à côté de ce chiffre, relativement faible, de cas qui nous est signalé par les praticiens, nous en avons à enregistrer dans lesquels les cantharides ont amené la gangrène du scrotum. Ces faits ont été observés surtout chez les vieillards (Gerdy, *Archives de Médecine*, 3e série, tom. I, pag. 70). Cooper, qui a utilisé ce moyen, n'a pas eu à s'en flatter. Curling avoue lui-même que jamais ses tentatives n'ont été couronnées de succès. Nous en dirons autant des frictions stibiées, du collodion, employés dans plusieurs cas chez les adultes. L'objection principale que nous

faisons à ces moyens repose sur ce fait, qu'ils sont très douloureux, et la plupart du temps inefficaces. Citons, en passant,
quelques exemples de guérison recueillis dans la littérature, et
qui ne nous intéressent qu'au point de vue historique [1]. Le
Sperimentale de 1853, pag. 466, rapporte un cas d'hydrocèle
améliorée en huit jours, et guérie en trois semaines, par l'usage
topique du cyanure de mercure. Celui du *Younk chir. of St-*
Mary's Hospit. [2] guérit par le frottement des parties internes
de la vaginale. Deux ponctions préalables étaient restées sans
résultat.

En continuant notre investigation dans le champ opératoire
ouvert pour la cure de l'hydrocèle, et procédant du simple au
composé, nous arrivons aux moyens déjà plus rationnels et qui
fournissent une statistique relativement bonne à la pratique chirurgicale. Nous nous proposons de réunir en un seul groupe les
méthodes d'injections, sans tenir un grand compte de l'époque
à laquelle chacune d'elles fit son apparition dans la science. C'est
par là que nous terminerons notre historique ; mais auparavant,
qu'il nous soit permis de dire quelques mots de l'acupuncture,
des scarifications, de la cautérisation par le nitrate d'argent, du
séton, des tentes, de l'excision, de la décortication, de l'incision
multiple avec séton, du drainage, et enfin de la castration. Nous
nous réservons de parler de l'incision telle qu'elle a été pratiquée par Celse, et de celle que nous conseillons avec le pansement de Lister, au chapitre qui lui est réservé.

L'acupuncture est une opération assez simple. Cumin (de
Glascow) la proposa pour la cure de l'hydrocèle vaginale, après
l'avoir expérimentée pour celle de plusieurs ganglions. Son travail a été publié en 1825. Quelque temps après, M. Lewis, chirurgien de Londres, appliqua cette méthode et en montra l'effi-

---

[1] Thèse du Dr Labadie. Bordeaux, 1881.
[2] *Ibid.*

cacité. De son côté, le professeur Curling déclare s'en être servi avec avantage dans plusieurs cas. Ce chirurgien, employant une aiguille à cataracte, l'introduisait en deux ou trois points différents, et faisait tourner l'instrument entre le pouce et l'index, afin d'élargir suffisamment les ponctions au niveau de la séreuse. Ces manœuvres, pratiquées dans la même séance, amenaient l'écoulement de quelques gouttes de liquide. Le reste s'infiltrait dans le tissu cellulaire des bourses et restait ainsi livré à l'absorption, comme dans les cas de rupture spontanée. Guérin et Jobert scarifient le scrotum avec un ténotome très fin et obliquement dirigé. M. Sédillot, qui a employé ce procédé, signale un cas dans lequel il a obtenu une guérison.

La cautérisation, mise en avant par MM. Paul d'Égine et Guy de Chauliac, en 1363, a été diversement appliquée par les praticiens. Quelques-uns d'entre eux posaient le caustique et le laissaient jusqu'à la perforation du scrotum. Le liquide sortait, et la séreuse, s'enflammant, revenait peu à peu sur elle-même, pour se fermer avec ou sans suppuration. D'autres auteurs se servaient du fer rouge pour faire de la cautérisation ponctuée.

De ce procédé, nous passons à la ponction, qui peut être simple ou multiple. Il suffit pour le moment de signaler cette méthode ; nous nous réservons, dans un chapitre spécial, d'en établir la valeur et les inconvénients.

Les travaux de Nollet, de Bosc, de Guérard, de Halle, de Nysten et de Pétrequin (action de l'électricité sur l'absorption, comme sur les sécrétions) firent avancer d'un pas la thérapeutique de l'hydrocèle. En 1859, ce dernier savant (*Gaz. méd.*, 22 janvier) exposa une théorie ingénieuse et les considérations qui l'ont engagé à l'emploi de l'électricité dans la cure de l'affection qui nous occupe. Étudiant l'action que possède la pile électrique sur l'innervation, la circulation capillaire et la fonction vitale de nos organes, surtout des fonctions sécrétoires, par l'activité qu'elles reçoivent, il utilisa ces données pour la cure de l'hydropisie vaginale. Deux aiguilles à acupuncture étaient enfoncées dans la tumeur à travers la tunique : l'une à la partie supérieure, et l'autre à la partie inférieure. Une pile de Bunsen, munie de conducteurs, était préparée. Le pôle positif était réuni à l'aiguille supérieure, le négatif à l'aiguille inférieure. La séance d'électricité durait quinze minutes, après quoi les aiguilles étaient enlevées. Pétrequin cite des malades qui s'en allèrent guéris au bout de deux jours. Un patient, dont l'épanchement se reproduisit, mais en moins grande abondance que la première fois, subit une séance d'électricité qui dura trois quarts d'heure. Le liquide diminua sur-le-champ ; le lendemain, la tumeur avait disparu. Ajoutons que deux autres applications d'électricité furent faites à trois semaines d'intervalle, pour entretenir l'activité physiologique de la séreuse et prévenir la récidive. Neuf mois après, la guérison paraissait durable. Le Dr Mallez cite trois observations d'hydrocèles traitées par ce moyen avec un succès relatif. MM. Burdel, Benoist, Julius Arthaus et Désormeaux l'ont également appliqué. L'électricité a échoué entre les mains de Nélaton et de Labbé (Hôpital des cliniques).

A ces remarquables essais, succédèrent ceux du Dr Defer (de Metz), qui livra à la science son traitement par la ponction et la cautérisation au nitrate d'argent. Ce chirurgien se servait, dans ce but, d'un trocart porte-caustique de la longueur d'une sonde cannelée. Cet instrument, légèrement flexible, se terminait à son extrémité libre par un anneau. L'autre extrémité possédait un renflement cylindrique, dans lequel était creusée une petite cuvette devant contenir le nitrate d'argent. Le sel était mis concassé dans la cuvette, et on chauffait à la flamme d'une lampe à alcool. Le nitrate en fusion devait remplir exactement la petite cavité. La ponction était faite de la même manière que pour l'injection. Lorsque l'écoulement était terminé, on introduisait avec la main droite le mandrin à travers la canule dans la cavité vaginale, que l'on badigeonnait rapidement par des mouvements en spirale dirigés d'avant en arrière. Maisonneuve a modifié le procédé comme suit : il employait un trocart, un stylet ordinaire et un crayon de nitrate d'argent. Le chirurgien approchait d'une lumière le crayon et la cannelure du stylet, dans laquelle on faisait couler une goutte de nitrate d'argent en fusion. Elle y restait adhérente en se refroidissant. On procédait à la ponction de la tumeur, qui était vidée ; puis le stylet, bien essuyé et débarrassé du noir de fumée dont il était couvert, était introduit par la canule dans la tunique vaginale, comme le faisait Defer. Very (Thèse inaugurale, 1858) cite dix observations recueillies à l'hôpital Necker, dans le service de Désormeaux. Cet auteur a publié les cinquante-quatre cas de guérisons obtenus par le procédé du chirurgien de Metz et opérés par Maisonneuve dans l'espace de douze ans. La durée du traitement a été de vingt jours en moyenne. M. de Saint-Germain, à l'hôpital des Enfants, et M. Tarnier, à Bicêtre, ont traité quelques-uns de leurs malades de cette façon. M. Dubrueil (de Montpellier) employait alternativement les injections iodées et la cautérisation au nitrate d'argent, mais avec des résultats médiocrement satisfaisants.

Nous en arrivons au séton, déjà connu des Arabes et dont Guy de Chauliac a parlé le premier. Cet auteur en rapporte l'emploi à Galien, au 14e livre de sa Thérapeutique. Pott remit ce procédé en vogue, en le préférant aux autres. Il paraîtrait y avoir renoncé à la fin de sa carrière, pour adopter définitivement la ponction et l'injection. Quoi qu'il en soit, voici comment il opérait : la ponction faite avec un trocart vidait la cavité vaginale, puis une aiguille armée d'une mèche était passée à travers la canule. M. le Dr Green, de l'hôpital Saint-Thomas, ne laissait la mèche en place que vingt-quatre heures. Curling se servait d'une aiguille

courbe ordinaire, avec laquelle il passait deux brins de fil à travers la peau et le sac, à la partie antérieure de la tumeur. Il
laissait un intervalle de 3 à 5 centim. entre les extrémités des
fils, qu'on pouvait nouer ensemble sans les serrer. On évitait ainsi
leur sortie. Ces fils étaient enlevés ordinairement du deuxième
au quatrième jour, lorsque l'inflammation réactive se montrait.
Laugier a employé également ces sétons filiformes, qu'il laissait
deux ou trois jours. Ils ont plusieurs fois amené la suppuration.
M. James Young a présenté en 1859, à la Société médico-chi-
rurgicale d'Édimbourg, un malade guéri d'hydrocèle par l'application d'un séton composé d'un fil métallique. Il n'y avait pas
eu de suppuration. Au cours de la discussion qui suivit, M. Gil-
lespie annonça que l'emploi du séton métallique lui avait donné,
à plusieurs reprises, des accidents inflammatoires et des suppu-
rations. Sur trois des huit malades traités de la sorte par Pott,
il a été nécessaire de réintroduire le séton. Dans un autre cas,
le tissu cellulaire du scrotum a suppuré. Sur le cinquième malade, un abcès s'est formé dans la tunique vaginale et l'on a été
obligé, comme chez le précédent, de faire une ponction. Le séton
ne pouvait rester que quelques jours, à cause de la douleur
excessive qu'il occasionnait. Ajoutons que chez les patients où
le procédé s'est montré efficace la guérison a été obtenue, pour
l'un après vingt-sept jours de traitement, pour l'autre après
vingt-neuf jours, et pour un troisième après quinze jours. Ces
faits ne nous semblent pas très encourageants.

A côté du séton figurent, dans l'historique du traitement de
l'hydrocèle, les tentes, dont G. de Salicet paraît avoir été le pro-
moteur. Cette méthode consiste à faire la ponction de la tunique
vaginale et à introduire ensuite dans sa cavité, pour y diminuer
l'inflammation et l'adhérence de la séreuse, une tente de linge ou
de charpie, un morceau d'éponge, ou quelque autre substance
plus solide, comme une canule, un morceau de gomme élasti-

que. Ambroise Paré, Guillemeau, Ruysch, Heister et surtout Marini[1] ont donné chacun une description de l'opération, avec quelques changements dans la nature du corps laissé dans la vaginale. M. Henri Moïnichen propose, la ponction une fois faite, d'irriter le sac avec une bougie de cire, à cause des propriétés fâcheuses qu'auraient les canules de plomb. Le baron Larrey usa de son autorité de chirurgien distingué pour préconiser vivement ce nouvel agent. Ayant eu à constater plusieurs faits d'inflammation grave après les injections, il conseilla de placer un petit morceau de sonde en gomme élastique dans l'ouverture faite par le trocart. Ce moyen lui aurait, paraît-il, parfaitement réussi.

La suppression de la tunique vaginale est un moyen radical, dans les cas où la séreuse est très épaissie. Ce procédé, connu sous le nom d'excision, mérite sa place dans la nomenclature que nous faisons. Les chirurgiens qui l'ont proposé n'ont pas adopté la même technique opératoire. Elle consiste, pour les uns à enlever un lambeau du scrotum, pour d'autres à retrancher un lambeau de la tunique vaginale ; un troisième groupe d'opérateurs réclament la décortication de la séreuse épaissie. L'excision d'un lambeau scrotal parut logique aux médecins, qui, après l'opération d'une hydrocèle volumineuse, se trouvaient en présence d'un scrotum très distendu. Celse et Albucasis ont mentionné ce procédé. Kinder-Wood excisait un lambeau de la tunique vaginale de la manière suivante [2] : une lancette à abcès servait à faire une ponction dans la tumeur, puis avec des pinces l'opérateur tirait au dehors une petite portion du sac et la coupait. L'auteur dit avoir toujours réussi de cette manière. M. Titley, qui a employé cette méthode, n'aurait, dit Curling, obtenu que des insuccès. Enfin Douglas, chirurgien, en 1755 proposa l'excision à peu près complète, c'est-à-dire l'énucléation de la tunique vaginale. Ber-

[1] Pratique du lithotomiste, pag. 230.
[2] Tom. IX. Transactions philosophiques.

trandi [1] l'adopta en France presque à la même époque.« Il faut, dit-il, après avoir placé convenablement son malade, séparer un morceau en ovale des téguments, en commençant l'incision un peu au-dessous de la partie supérieure de la tumeur. Cette première opération faite aux téguments doit laisser intact le sac, qui ne sera ouvert dans toute l'étendue de l'ovale qu'après avoir levé le morceau de peau. On portera alors doucement le testicule dehors, on le fera tenir par un aide, et le chirurgien détachera le sac de la peau partout où il aura contracté des adhérences, pour le couper enfin près de l'endroit où les vaisseaux spermatiques s'unissent avec le testicule. Cela fait, on remet le testicule en place et l'on remplit le fond de l'incision de charpie sèche, jusqu'à ce que la suppuration se soit emparée de la poche.

Dupuytren énucléait toute la tunique vaginale avant d'ouvrir la cavité. Malgaigne a fait remarquer que quand la tunique vaginale épaissie réclame l'excision, elle est généralement adhérente aux parois du scrotum. Ce chirurgien propose le décollement à la place de la dissection de la tunique, et voici comment il opère. « Le scrotum et la tunique vaginale étant incisés dans une étendue moyenne, je décolle avec le bout émoussé d'une spatule. Dès que le décollement a atteint un ou deux centimètres, je le poursuis avec le doigt ; je détache ainsi en un clin d'œil la tunique vaginale dans toute son étendue, sans aucun écoulement de sang, puis l'excision s'opère avec des ciseaux très facilement. »

La décortication, préconisée par le professeur Gosselin, n'est qu'une excision plus ou moins complète de la séreuse épaissie. En 1834, le chirurgien Saviard avait déjà fait cette opération. Depuis les règles tracées par l'éminent professeur de Paris, elle est entrée pleinement dans la pratique. MM. Broca, Bouisson, Denucé, Demarquay, ont fourni à la science d'heureux cas traités par cette méthode.

[1] Bertrandi, pag. 197.

Nous serions incomplet si nous passions sous silence la double incision avec séton, que Velpeau a préconisée dans un but thérapeutique. « Une incision est faite à la partie antérieure de la tumeur. Le doigt indicateur porté dans le sac détache les concrétions et sert de guide pour l'établissement, vers le point le plus déclive ou le plus aminci, d'une contre-ouverture que l'on pratique de l'extérieur à l'intérieur, soit *vice versâ*. Après avoir lavé par une injection à grande eau toute la cavité vaginale, on n'a plus, pour terminer l'opération, qu'à passer à travers les deux incisions un stylet flexible armé d'une longue mèche de linge enduite de cérat, et dont on noue les extrémités pour la conserver à titre de séton. Après avoir renoué le séton par les procédés ordinaires, jusqu'à ce que l'inflammation soit bien établie dans le sac, c'est-à-dire matin et soir pendant une semaine à peu près, on en débarrasse la tumeur. Il est inutile alors de la panser avec les cataplasmes émollients, pendant la durée de l'inflammation, jusqu'à ce que la suppuration ait pris un bon aspect et qu'elle ait perdu de son abondance. Si quelques points du kyste venaient à s'amincir pendant la durée du traitement, si les matières stagnaient dans quelque cul-de-sac, il faudrait faire de nouvelles incisions. »

Le drainage a été proposé par Chassaignac, dans son *Traité des opérations chirurgicales*, tom. I, pag. 14. Il a pour but d'établir un libre écoulement des liquides au dehors et provenant de cavités, soit naturelles, soit accidentelles. De cette façon, on prévient leur séjour dans ces poches et les accidents qui peuvent en résulter. Chassaignac traverse, et maintient ainsi traversée une épaisseur plus ou moins considérable de la tumeur, par des tubes qui, selon lui, ne produisent, ni n'entretiennent aucune inflammation. Le tube en caoutchouc paraît avoir répondu à ces indications. L'auteur de la méthode écrit lui-même les lignes suivantes : « Supposons, dit-il, que l'on veuille avoir, par comparaison, la mesure du faible degré d'irritation que produisent les tubes en caoutchouc comparée aux diverses substances dont on compose habituellement les sétons, il suffira de placer dans le trajet du séton ordinaire quelques-uns de ces tubes dont nous faisons usage pour drainer les tissus. On sera surpris de la diminution ou de l'absence complète de suppuration, qui sera la conséquence de cette substitution ; puis on pourra, pour comprendre le degré d'efficacité des perforations latérales ou de la fenêtration des tubes, panser alternativement la plaie des sétons, tantôt avec un tube simple, tantôt avec un tube élastique fenêtré. Par ces conduits élastiques, on peut faire les irrigations, dans les cavités qu'ils traversent, sans occasionner la moindre douleur aux malades, et des irrigations continues, si utiles dans les cas d'inflammation intense. Le tube, à substance inaltérable, n'irrite pas les parois de la tunique vaginale autant que le séton. L'écoulement du pus est libre, et par la facilité des injections on prévient la putréfaction du pus et la septicémie qui peut en résulter.»

Le professeur Moutet (de Montpellier), qui a employé ce procédé, embrochait l'hydrocèle avec un trocart courbe, en passant un drain à travers la tunique vaginale. Le drain était maintenu en place vingt-quatre ou quarante-huit heures, puis retiré. Osman Wacil (Thèse de Paris, 1879) l'a vu échouer dans trois cas. Dans le premier, récidive ; dans un autre, la suppuration fut si abondante qu'il fallut pratiquer une incision pour faciliter l'écoulement du liquide purulent.

En présence d'une hydrocèle à parois très épaisses, le chirurgien peut se demander s'il n'est pas utile pour le malade d'enlever complètement le testicule, en même temps que ses enveloppes, lorsqu'il se trouve en présence d'un organe atrophié et dont les fonctions sont nulles. Dans ces conditions, le praticien ne peut laisser persister un pareil état de choses, bien propre à retarder la cicatrisation et à favoriser la suppuration dans le cas où il viendrait à opérer une hydrocèle. La castration, comme

nous le verrons, est proposée par un certain nombre de chirurgiens, dont les plus distingués sont : Boyer, Dupuytren, Denonvilliers, Gosselin et Demarquay. Nous renvoyons le lecteur
aux traités de médecine opératoire, où il trouvera la description
des procédés généralement acceptés.

Nous en avons fini avec le premier groupe de moyens proposés pour la cure de l'hydropisie vaginale. Il nous reste à passer en revue les différentes méthodes d'injections qui ont été
tour à tour employées avec des succès divers. Un grand nombre
d'agents empruntés aux gaz et aux liquides figurent dans la liste.
Il était légitime de se démontrer si l'air, pénétrant dans la séreuse
vaginale, pouvait par lui-même y déterminer une modification
capable d'enrayer son processus inflammatoire. Baudens, en 1851,
résolut cette question. Sédillot, en 1852 (*Gazette des Hôpitaux*,
pag. 301), muni d'un trocart spécial assez mince et dont la
canule est vers son milieu percée d'une ouverture, procédait de
la manière suivante : le trocart devait traverser de part en part
le scrotum, de manière que l'ouverture dont est percée la partie
moyenne de la canule correspondit à la cavité séreuse. « Pour
ne rien laisser au hasard, dit-il, je traite de puissance à puissance avec la tunique vaginale. La canule est laissée en place
plusieurs jours ; sitôt la sérosité écoulée, j'insuffle dans la poche
une colonne d'air, que je laisse échapper pour la renouveler plusieurs fois. Si, après vingt-quatre heures, rien n'annonce le développement de l'inflammation, je remplace l'air par de l'eau.
Si l'eau ne suffit pas, j'injecte une solution de 120 gram. d'eau
pour 5 centigr. de nitrate d'argent. Opérés, 200 cas : guérisons,
39 par l'air, 47 par l'eau, 114 par l'injection d'un liquide irri-
tant, l'eau chargée de nitrate d'argent. » Vingt fois l'inflammation dépassa les limites voulues, trois fois on eut à traiter un
abcès volumineux, deux fois il y eut récidive.

Après Baudens, nous citerons les travaux de Langenbeck, qui, déjà en 1854 (*Deutsche Klinik*), essaya le chloroforme. Cet agent, selon lui, diminuait la tuméfaction des bourses et amenait une résolution plus rapide. Malheureusement pour l'auteur de ce procédé, des accidents graves l'y ont fait renoncer.

Quelques années auparavant, Bonnafont, chirurgien-major de l'hôpital d'Arras [1], citait plusieurs cas d'hydrocèles traitées par l'injection de gaz ammoniaque. On choisit un récipient dans lequel on verse de l'ammoniaque telle qu'on la trouve dans les pharmacies. Une pompe, analogue à celle qui sert à l'application des ventouses, est vissée à la partie supérieure du récipient. Un tube flexible adapté à la pompe et terminé par un bout de cuivre conique, puis un trocart ordinaire, complètent le matériel opératoire. On procède, comme de coutume, à la ponction de la tumeur et à l'évacuation du liquide. Le bout de cuivre étant introduit dans la canule du trocart, un aide fait manœuvrer la pompe et lance dans la tunique vaginale les émanations gazeuses. Quelques coups de piston suffisent à la remplir. Le tube flexible est retiré de la canule, qu'on bouche avec le doigt, pour retenir le fluide dans le kyste pendant deux ou trois minutes. On vide ensuite la tunique vaginale par des pressions, et l'on répète l'injection deux ou trois fois. D'après Bonnafont, la douleur est nulle ou infiniment moindre que celle dont s'accompagnent les injections liquides. La guérison serait complète au bout de peu de jours. M. Robert, rapporteur de ce travail, a traité huit malades par ce procédé, et voici les résultats qu'il en a obtenus. Nous n'avons pu résister au désir de transcrire ces observations au complet. Leur intérêt repose sur l'originalité des expériences.

1er CAS. — Douleurs assez intenses sur le trajet du cordon pendant plus de deux heures. La tumeur reparaît quelques jours après l'opération et reprend son volume primitif.

2e CAS. — Trois injections gazeuses : douleurs très vives. Pendant

---

[1] Bonnafont ; Bulletin de l'Académie de Médecine, 1849, tom. XV, pag. 263. Rapport de M. Velpeau. Bull. Acad. méd., 1850-1855, tom, XVI, pag. 353.

l'une d'elles, un peu de vapeur d'ammoniaque s'échappe autour de la canule du trocart dans le tissu cellulaire du scrotum. Inflammation vive, fièvre plusieurs jours, abcès. L'hydrocèle, guérie, n'a pas de récidive après trois mois.

3ᵉ CAS. — Trois injections, le 3 février 1850 : un peu de douleur dans le scrotum. Les jours suivants, la tumeur augmente de volume, devient rouge, un peu chaude, sans fièvre. Le 18, tout a disparu ; scrotum normal. Le malade est revu le 7 novembre toujours dans le même état. 25 novembre, un commencement de récidive.

4ᵉ CAS. — Opération le 13 mai 1850 : douleur, gonflement et rougeur modérés. Au bout de cinq jours, sans cause connue, inflammation assez vive et fièvre. Tout se dissipe en quelques jours. Cinq mois après, la guérison persistait.

5ᵉ CAS. — Hydrocèle du volume d'un gros œuf. Le 16 juillet 1850, trois injections de vapeur ammoniacale : douleur très vive qui, sur le trajet du cordon, dure près de deux heures ; pas de fièvre, ni réaction locale. Au bout de quelques jours, l'épanchement s'était reproduit.

6ᵉ CAS. — Hydrocèle ayant le volume des deux poings. Le 6 août 1850, trois injections gazeuses : vives douleurs sur le trajet du cordon, quelques nausées ; pas d'inflammation de la tumeur. Au bout de quinze jours, l'hydrocèle reparaissait.

7ᵉ CAS. — Hydrocèle du volume du poing datant de six mois, opérée le 28 septembre 1850 : l'injection détermine dans la région sus-pubienne une douleur analogue à celle d'une forte colique, et qui dure environ deux heures. Pas de gonflement, ni fièvre ; au bout de quelques jours, l'épanchement a reparu.

8ᵉ CAS. — Un malade porteur d'une hydrocèle est admis, le 1ᵉʳ décembre 1849, à l'hôpital Beaujon. Injection : vives douleurs durant deux heures et s'irradiant jusqu'à l'aine et l'hypogastre. Le lendemain, scrotum rouge, gonflé et douloureux. Pas de fièvre. Quatre jours après, tout avait disparu, et le 2 décembre, une semaine après l'opération, le malade, se croyant guéri, sortit de l'hôpital. En mars 1850, récidive.

Sur huit malades traités par le procédé de Bonnafont, il y a eu chez tous plus de douleur que ne le dit l'auteur. Elle est moins vive, moins prolongée peut-être que par les injections liquides, mais elle existe à peu près constamment. De plus, on y compte deux guérisons et six récidives,

Signalons, pour n'y pas revenir, les efforts de Lambert (de Marseille), qui préconisa l'injection de l'eau phagédénique (sublimé dissous dans l'eau de chaux) ; *OEuvres chirurgicales*, 1667. Le sulfate de zinc et le sulfate de cuivre, employés dans le même but, ont donné, le premier un cas de guérison, cité dans le *Canada med. Journ.* C'était un homme de 62 ans, en traitement à l'hôpital de Montréal. Le second de ces sels, employé en solution, dans les proportions de 2 à 8 gram. dans 190 à 250 gram. d'eau, a donné vingt et une guérisons sur vingt-cinq cas. (*Bull. Thérapeut.*, tom. LX, pag. 274). Celse préconisa le nitrate de potasse, Gerdy l'alun et le sel marin, mais avec des succès variables. Nous en dirons autant du chlorure de zinc et de l'acide phénique. Ce dernier agent, conseillé par R.-J. Levis, a été employé par ce chirurgien pour un cas dont l'histoire a été relatée dans le *Med. and. surg. Journal Boston*, 8 décembre 1874. M. Polaillon parle de sept cas de guérison obtenus sur dix malades auxquels il a fait des injections de chlorure de zinc.

Nous n'aurions garde de passer sous silence le Mémoire de M. Houzé de l'Aulnoit, professeur à Lille, qui préconise l'emploi de quelques gouttes de perchlorure de fer. Une thèse inspirée par ce chirurgien et présentée par le Dr Decoulvenère (Lille, 1880), confirme les idées du maître. Il ne nous reste plus à parler que des liquides qui, après avoir préoccupé et passionné les chirurgiens, ont été jusqu'à nos jours conservés dans la pratique. L'alcool, le vin et la teinture d'iode seront encore étudiés comme liquides d'injection, et nous terminerons ainsi la première partie de notre travail, un peu longue peut-être, qui cependant aura eu pour but de signaler, aussi exactement que possible, les nobles efforts de nos devanciers pour la solution du problème qui nous occupe.

On peut dire avec raison que G. Monro (d'Écosse) dota la médecine opératoire de l'injection de l'alcool pour la cure radicale de l'hydrocèle vaginale. Son exemple fut suivi par un grand nombre de professeurs éminents. Les noms de Sharp, de Giraldès, de Gerdy, de Laugier, de Vulpian, etc., les thèses de A. Richard (de Paris) 1868 [1], de Deluys à Strasbourg, ont paru pour discuter cette méthode. Il est inutile de la décrire en détails. Nous nous permettrons cependant de citer la modification que Monod lui a fait subir. Ce chirurgien ponctionne le scrotum avec un trocart capillaire et retire seulement une petite quantité du liquide séreux, de 10 à 50 gram., qu'il remplace par une égale quantité d'alcool à 40°. Cusco et Tillaux se contentent d'en instiller quelques gouttes. L'opération, d'après ces auteurs, permettrait à l'opéré de vaquer immédiatement à son travail. Ils ont soin d'ajouter que parfois la guérison a couronné leurs efforts. Th. Anger, chirurgien des hôpitaux, confirme ces observations par le nombre d'hydrocèles qu'il dit avoir traitées avec succès chez les enfants. L'affection était de date récente. Lelièvre, dans sa Thèse, Paris 1873, préconise le traitement de Monod. Nous verrons bientôt, dans la discussion des procédés présentés, ce qu'il faut croire des bons effets de l'alcool.

Après l'alcool, que Monro fut le premier à vanter, nous arrivons au vin rouge, que le même chirurgien expérimenta à la fin de sa carrière médicale. Capdeville, Saucerotte, Sabathier, Dupuytren, Denonvilliers, Earle, Boyer, Lannelongue, Dolbeau, Gosselin, ont fait un grand nombre d'essais pour assigner à ce liquide la place qui lui convient dans l'arsenal thérapeutique. Plusieurs savants y ont ajouté une décoction de roses de Provins pour le rendre plus astringent. Le but que l'on se proposait ainsi était de susciter, par l'emploi de ce liquide, une inflammation suffisante à l'obtention d'une cure radicale. La température en était élevée, et Guérin, dans son *Traité de médecine opératoire*, la fixe à 35°. Denonvilliers cessa de l'employer chaud durant un

---

[1] Pratique journalière de la chirurgie. Paris, 1868.

certain temps, plus tard il le reprit à la température ordinaire.
M. Dolbeau a traité les hydrocèles de son service par le vin rouge :
il a fait en trois ans cinq injections, quatre fois pour des kystes
du cordon, une fois pour un kyste spermatique, deux fois pour
une hydrocèle du sac herniaire. Dans tous ces cas, la guérison a
été complète, sans autres accidents qu'une suppuration du scrotum et de la tunique vaginale.

Au vin rouge succéda la teinture d'iode, qui, aujourd'hui encore,
est généralement employée[1]. Martin (de Calcutta) a eu, le premier, l'honneur d'expérimenter sur une vaste échelle ce médicament, que la pratique semble avoir consacré. Cet auteur se servait de la teinture d'iode dans la proportion de 8 gram. pour
24 d'eau. Il n'en injectait, dit Curling, qu'une petite quantité et,
au lieu de faire sortir ensuite le liquide, ce savant le laissait dans
le sac, où il était repris par l'absorption. Dans un compe rendu
des cas d'hydrocèles traités à l'hôpital des Natifs de Calcutta, il
est dit que, du 9 mars 1832 au 31 décembre 1839, on soumit à
ce traitement 2,393 malades, dont 1,265 étaient hindous, 1,076
mahométans, 52 chrétiens. Les insuccès s'élevèrent à un pour cent.
Curling, plus tard, modifia comme suit la composition du liquide
à injecter : Iode $2^{gr},50$, iodure de potassium 4 gram., alcool
30 gram. On injectait 8 à 12 gram., qui restaient cinq minutes
dans le sac ; après quoi, la plus grande partie du liquide était éva-
cuée presque au complet. Il serait fastidieux de citer le nom de
tous les auteurs qui ont accepté la méthode du savant chirurgien
de Calcutta ; qu'il nous suffise de signaler ceux de Broca, Velpeau,
Trélat, Gosselin et Bouisson (de Montpellier), qui, par leur pratique
hospitalière, établirent savamment un parallèle équitable entre
les différents liquides présentés à la science. Nous parlerons de sa
valeur et nous espérons mettre en lumière ses sérieux inconvénients.

[1] Transact. of the med. Soc. of Calcutta, vol. VII.

CHAPITRE II.

Discussion des procédés proposés pour la cure de l'hydrocèle vaginale.

Le but que nous nous proposons dans la deuxième partie de ce travail consiste à mettre en parallèle les procédés dont il a été fait mention précédemment. L'énumération des médicaments proposés à l'usage externe, dans un but thérapeutique, nous a mis en présence de la teinture d'iode, des lotions de chlorhydrate et d'acétate d'ammoniaque, des onctions mercurielles, des vésicatoires, des frictions stibiées, du collodion et du cyanure de mercure employés comme topiques. Le nombre relativement faible des cas heureux fournis par la statistique ne nous permet pas d'adopter, en thèse générale, l'emploi de ces agents. Leur usage dans certains cas spéciaux paraît avoir été couronné de quelques succès ; l'adulte ne peut que très rarement en bénéficier. Le temps perdu à leur emploi, la douleur et l'ennui qu'ils occasionnent, sont de sérieuses objections à présenter contre tout nouvel essai de ce genre. Nous serions plus confiant si l'on n'avait pas à signaler, outre les phénomènes douloureux, des faits d'abcès souvent rebelles, de gangrène du scrotum. Le chirurgien ne peut même pas conserver pour cette affection l'espoir d'en prévenir la récidive.

L'*acupuncture*, que nous avons appris à connaître, est un moyen très simple de traiter l'hydrocèle vaginale; mais, en vertu de cette simplicité, les malades n'en retirent pas des bénéfices durables. Nous ne doutons pas qu'il soit facile à un chirurgien de faire accepter à son patient une piqûre d'aiguille faite au scro-

tum, de préférence à l'introduction du trocart ordinaire. Il n'y a
que les peureux et les gens débilités qui aient le droit de faire
appel à un moyen aussi inconstant et apparemment inoffensif :
les aiguilles que Fergusson a retrouvées chez un malade qui
s'était ponctionné les bourses plusieurs fois sans se guérir, et qui
ne fut débarrassé de son hydrocèle que par l'incision, nous le
prouvent assez hautement. Nous pensons que cette méthode peut
à la rigueur être employée chez les enfants, dans les cas où les
topiques ont échoué. Mais que dire du mécanisme de la guérison ? L'évacuation du liquide séreux dans le tissu cellulaire du
scrotum et sa résorption, signalées par les auteurs, sont-elles des
résultats aussi rapidement obtenus qu'on a bien voulu le dire ?
L'hydrocèle se reproduit quelques semaines après, c'est Curling
qui l'affirme. Nous nous permettons, en outre, de douter du mécanisme de la guérison, sans toutefois vouloir nier les faits que
nous rapportent des auteurs dignes de foi. La pénétration d'aiguilles dans la tunique vaginale a peut-être, par les frottements
de leur introduction, amené une inflammation substitutive. Le
phénomène est possible, mais il n'est pas prouvé. Quoi qu'il en
soit, nous voyons ce procédé complètement abandonné de nos
jours, où la chirurgie possède des moyens plus efficaces.

Que penser des *scarifications* et de la *cautérisation du scrotum*,
sinon que ces procédés douloureux et incertains, n'ayant pas
tenu une grande place dans la pratique, sont tombés actuellement dans l'oubli ?

La *ponction* simple ou multiple ne nous paraît pas répondre
davantage aux désirs des auteurs qui l'ont préconisée. Nous pouvons relever les accidents qui l'acompagnent assez souvent. Le
testicule peut être piqué par la pointe du trocart : un grand nombre de chirurgiens ont constaté le fait. M. Velpeau a signalé la
présence d'abcès du testicule après une semblable manœuvre.
Le trocart peut décoller la vaginale sans pénétrer dans sa cavité,

ce dont on s'assure par le non-écoulement du liquide et l'impossibilité de mouvoir la tige en tous sens et librement. Cet accident peut tenir à un trocart émoussé, à une ponction trop lentement ou trop obliquement faite. Le liquide peut ne pas sortir, quoique la canule soit bien dans la cavité de l'hydrocèle, et cela parce que cet instrument s'enfonce dans le testicule, parce que son extrémité appuie sur la paroi opposée, ou que des grumeaux, ce qui est rare, ou de fausses membranes l'obstruent. Une hémorrhagie due à la piqûre d'un vaisseau peut répandre le sang à l'intérieur ou à l'extérieur. Dans le premier cas, le danger a de l'importance, puisqu'il transforme l'hydrocèle en hématocèle. Ajoutons enfin que parfois la ponction s'accompagne d'inflammation allant jusqu'à la suppuration. On a même vu survenir la gangrène chez les vieillards. La ponction n'empêche pas le liquide de se reproduire ; avec chacune d'elles, la récidive amène un accroissement notable de la tumeur. En résumé, cette opération ne nous paraît pas avantageuse pour le malade ; elle est simplement un moyen de confirmer le diagnostic clinique dans certains cas douteux.

Ayant eu à signaler, dans l'historique de notre question, l'emploi de l'*électricité*, nous avons cité les faits du Dr Benoist. Sur trois observations, une seule nous paraît concluante. Dans l'une, l'épanchement reparaît après deux mois ; dans la troisième, une hypertrophie de cœur a empêché une nouvelle séance d'électricité, et le liquide a reparu huit jours après. Il n'a pas été permis d'apprécier les résultats du traitement. Ajoutons que cet emploi de la pile est douloureux, que l'appareil instrumental n'est pas portatif, et que les séances sont longues, puisqu'on les a prolongées trois quarts d'heure dans un cas. La piqûre des aiguilles et les inconvénients qu'elles comportent, unis à la récidive presque fatale, nous font renoncer, avec la plus grande partie des chirurgiens, à un procédé très ingénieux, c'est sûr, mais peu secourable.

Avec Defer (de Metz), un progrès a été réalisé dans la cure de l'hydrocèle vaginale. Les cinquante cas de guérison que Maisonneuve a obtenus en douze ans ne sont pas complets, mais prouvent la rareté des accidents. Le traitement des malades est long : vingt jours en moyenne y sont consacrés. On ne connaît pas davantage le mécanisme de la guérison ; les autopsies manquent, et, ce qui est plus caractéristique, c'est de voir combien est peu considérable le nombre des imitateurs du savant chirurgien de Metz.

Le *séton* est-il préférable à l'électricité ? Nos recherches faites dans la littérature médicale nous permettent de conclure à l'imperfection de ce moyen thérapeutique. Dans bien des cas, nous voyons le chirurgien obligé d'enlever le séton au bout de quelques heures, tant est vive la douleur qu'il occasionne. La grande objection à l'emploi de ce procédé, dit Curling, c'est l'incertitude de ses résultats. On le voit souvent produire une vive inflammation qu'il est très difficile d'arrêter et qui marche rapidement vers la suppuration. Ce moyen nous paraît donc infidèle, car la réaction inflammatoire en est tantôt insuffisante, tantôt trop vive. Il est curieux de voir les auteurs qui ont le plus préconisé le séton y renoncer, pour revenir à l'emploi de la teinture d'iode en injection.

Les *tentes de charpie* placées dans le sac de la tunique vaginale sont destinées à provoquer la suppuration et l'adhérence de la séreuse. Nous ne voulons pas mettre en doute les résultats signalés par le baron Larrey, qui fut un des partisans les plus convaincus de ce système. La tente doit produire une réaction inflammatoire très vive, puisque l'on attend d'elle la suppuration de la poche. Mais est-il possible de lui assigner un degré que le chirurgien n'ait pas à regretter dans le cours du traitement ? Nous ne le croyons pas. Un autre reproche que nous faisons aux tentes, c'est l'inégalité de leurs résultats. Il nous paraît difficile d'obtenir dans la cavité séreuse une inflammation substitutive égale dans tous ses points. En présence de cet inconvénient, il n'est pas prouvé que l'adhérence de la tunique vaginale soit complète, et c'est ce que l'on désire obtenir par la tente de charpie. N'obtient-on pas plutôt ainsi la production de petites hydrocèles secondaires? Le traitement doit être long et douloureux. Met-il l'abri des récidives? Nous ne le croyons pas, en vertu de cette négalité dans l'inflammation substitutive. Du reste, nous n'avons pu rencontrer, dans la liste des chirurgiens contemporains, des hommes qui, avec le bénéfice du traitement antiseptique, aient osé reprendre les expériences de Salicet, de Paré, de Guillemeau et de Marini.

L'*excision*, telle qu'elle a été pratiquée par Kinder-Wood, Douglas, Dupuytren et Boyer, ne paraît pas répondre à ce que l'on peut espérer de ce procédé dans certains cas d'hydrocèle avec tunique vaginale épaissie. Il nous semble que la seconde partie de l'opération offre tous les inconvénients du séton et de la tente. Qu'espère-t-on obtenir avec le pansement à la charpie, sinon une réaction excessivement vive des bourses et du testicule, réaction dont on ne pourra que difficilement maîtriser les fâcheux effets ? C'est Vidal qui le déclare, et nous approuvons pleinement sa manière de penser. Faut-il, par là, souscrire entièrement aux paroles de Nélaton, qui affirme que cette méthode doit être tout à fait rejetée, car la mort en a été très souvent la conséquence ? Avec le pansement antiseptique et l'incision, on est en droit d'en attendre de bons résultats. Nous y reviendrons plus tard, pour parler de ses indications.

L'opinion des savants sur l'*incision multiple avec séton*, que Velpeau a préconisée, n'est pas beaucoup plus rassurante. Nélaton dit qu'elle expose, avec de fausses membranes épaisses, à tous les dangers de l'incision : suppuration abondante ichoreuse et fétide, et réaction violente. La double incision et le séton, ajoute-t-il, semblent devoir être réservés lorsque la fausse membrane est peu épaisse et la tumeur peu volumineuse. Dans le cas contraire, la méthode est aussi compliquée que l'incision simple. Gosselin qualifie de dangereuse l'opération de son éminent collègue. Nous tâcherons de prouver que l'incision, telle qu'on l'a pratiquée ces dernières années, n'a pas les inconvénients signalés par ces deux professeurs de Paris. Il ne nous serait pas difficile d'admettre la première partie de l'opération préconisée par Velpeau, mais tout en réservant le pronostic que comporte l'usage du séton, dont nous avons parlé plus haut. Il suffit, dit l'auteur, de provoquer une inflammation dans la poche. Velpeau espère-t-il toujours ne pas dépasser la limite d'une réaction modérée sans antiseptique ? Nous ne pouvons admettre qu'il soit dans le vrai pour la plupart des cas. Le pus vient-il à se former dans la poche, si les orifices par lesquels le séton a passé ne se trouvent pas à la face postérieure du scrotum, il aura beaucoup de chance de stagner. Ces soupapes de sûreté se refermeront bien vite, et le chirurgien se verra obligé de recourir à une nouvelle incision pour débarrasser le malade d'une tumeur devenue purulente. Un traitement si plein de difficultés ne peut être que long et douloureux.

Chassaignac, en introduisant dans la pratique chirurgicale l'usage des *drains élastiques*, voulut ainsi supprimer les inconvénients du séton et du pansement à la charpie. Il découvrit que ces canaux artificiels introduits dans les cavités n'y provoquaient pas des réactions violentes. L'expérience a prouvé le fondé de cette assertion, et nous bénéficions chaque jour de ce progrès apporté à l'évacuation des liquides anormaux renfermés dans un grand nombre de cavités. C'était, ce nous semble, un grand pas fait dans la voie de la cure radicale de l'hydrocèle. Suivons Chassaignac, et nous voyons que l'auteur du drainage réclame pour son patient des cataplasmes émollients appliqués sur le scrotum, et renouvelés deux ou trois fois dans les vingt-quatre heures. Plus loin, il ajoute : « Si le pus devient fétide et sanieux, la fièvre s'établit. Injections chlorurées deux ou trois fois par jour. Dans le cas d'inflammation vive dans les parois des bourses, les injections continues sont instituées dans la cavité de la tumeur ; les fausses membranes s'éliminent ainsi lentement, les dépôts fibrineux sont expulsés au dehors, et les matières calcaires sont résorbées ou éliminées avec les autres produits morbides. Les fausses membranes disparaissent complètement (ce qui est rare), ou bien elles s'amincissent par suite de l'élimination d'une partie la moins vascularisée. Des bourgeons charnus se développent sur leur surface, établissent l'adhérence des deux feuillets, et amènent la guérison définive. La suppuration continue, la tumeur diminue et se tarit. Les orifices fistuleux se ferment, et la tumeur finit par disparaître totalement. Durée du traitement, de un à plusieurs mois. » Que dire en face de pareils résultats, sinon que le principe de la méthode Chassaignac a du bon, mais qu'elle n'est pas complète ? Nous verrons plus tard les avantages que l'on peut tirer de l'usage du drain dans le traitement de l'hydrocèle par l'incision. Il sera facile de prouver, par le nombre des observations citées, la rareté d'accidents semblables à ceux que Chassaignac a pu observer, et qui font du drainage une méthode incomplète, douloureuse et très compliquée.

Que penser de la *castration* dans la cure de l'hydrocèle chronique ! Laissons la parole au célèbre professeur allemand Virchow, qui dans son *Traité des Tumeurs* s'exprime ainsi : « Il faut regarder comme un devoir de la thérapeutique d'extirper des parties qui sont inutiles ou malades. Ces organes conservent un si haut degré de vulnérabilité et entraînent de si grands inconvénients, qu'il semble plus avantageux d'exciser le testicule plutôt que de laisser persister un état de choses une fois qu'il est reconnu ne pouvoir s'améliorer. Serait-il utile à la fonction, on devrait le sacrifier si sa présence rend la plaie plus lente à se cicatriser, plus disposée à l'inflammation et à la suppuration.» Nous ne sommes plus à l'époque où le chirurgien faisait en tremblant la castration dans les hôpitaux. Les ressources du pansement de Lister ont particulièrement amélioré la statistique, et nous ne craignons pas de dire qu'il est des cas, rares il est vrai, où le chirurgien est obligé de prendre une importante détermination. Il ne pourra se décider à agir que dans les cas d'hydro-cèles à parois tellement épaisses qu'il lui paraît urgent de supprimer un organe devenu dangereux pour le patient. Nous ne saurions trop répéter que l'opérateur est seul juge en pareille occurrence. Nous n'admettons pas qu'il soit possible de laisser au malade le fameux testicule moral, dont on a parlé longtemps, et qui ne peut servir qu'à compromettre la vie de celui qui en est le porteur illusionné.

Un certain nombre de liquides proposés pour la cure de l'hydrocèle ne nous arrêteront pas. Leur valeur thérapeutique est trop discutable, malgré les efforts de quelques chirurgiens pour les faire accepter dans la pratique. Baudens, qui injecta de *l'air pur*, puis successivement de *l'eau* et une *solution de nitrate d'argent*, n'a pas de résultats qui nous engagent à adopter son procédé. Nous l'avons cité dans notre Historique, et nous constatons que ses résultats obtenus ont été suffisants pour le faire tomber dans l'oubli.

L'autorité de Langenbeck n'a pu faire triompher les idées de ce professeur allemand sur les avantages du *chloroforme* en injection. De nombreux et graves accidents, constatés depuis, lui ont fait renoncer à ce moyen.

Nous ne saurions mieux faire que de citer les conclusions du travail que présenta M. Robert au sujet des expériences de Bonnafont (d'Arras). «*L'ammoniaque*, disait-il, est le plus défectueux et le moins sûr des procédés employés jusqu'à ce jour pour obtenir la cure d'une hydrocèle. »

Les succès rapportés à l'*eau phagédénique*, aux *sulfates de cuivre* et de *zinc*, au *nitrate de potasse*, à l'*alun*, au *lait*, au *chlorure de sodium* et au *chlorure de zinc* sont trop isolés pour que l'on puisse en tenir grand compte dans la pratique. L'expérience seule nous confirmera peut-être le bien fondé de ces méthodes. Houzé de l'Aulnoit, citant quatorze observations d'hydrocèles guéries par le *perchlorure de fer*, signale également un cas de récidive. Nous enregistrons ces résultats, tout en constatant qu'ils ne suffisent pas à juger la méthode.

Il ne nous reste plus qu'à parler des liquides qui, pendant un temps fort long, sont restés les seuls moyens sérieux de traitement dans l'hydrocèle. Nous n'ignorons pas la place qu'occupe la *teinture d'iode* dans l'esprit du plus grand nombre des chirurgiens actuels ; mais nous ne craignons pas d'avancer que si l'incision n'est pas supérieure à ce liquide, elle produit du moins des résultats aussi brillants, ce que nous démontrerons facilement.

L'*alcool* a eu une vogue que Monro lui a donnée. De nombreux expérimentateurs ont essayé le nouveau médicament, les uns avec des résultats merveilleux, si l'on en juge par leurs statistiques ; d'autres signalent la réaction toujours vive qu'occasionne ce liquide. On l'accuse maintenant de produire des abcès du testicule. La guérison est lente, la récidive fréquente. Il n'en fallait pas davantage pour que la majorité des observateurs abandonnât ce médicament. Monod eut beau modifier l'injection, l'expérience n'a pas sanctionné ce changement. Le travail de Lelièvre (Thèse de Paris, 1873) force à reconnaître que ce traitement laisse bien souvent à désirer. Léon Labbé et Tillaux y ont renoncé. Roblin déclare dans sa thèse avoir vu dans le service de Laugier des eschares du scrotum. Nous n'avons, pour notre part, jamais vu employer ce médicament pendant le cours de nos études médicales, et nous croyons que la majorité des praticiens ne compte plus sur la valeur de ce liquide, qui plus tard fut remplacé par le *vin rouge*.

Injecté à une température assez élevée, le *vin* devait produire plus sûrement une inflammation de la séreuse vaginale. Il est assez curieux de constater que les médecins les plus favorables à cette méthode ont été d'accord pour affirmer que la guérison est plus constante que par la teinture d'iode. Ils ont eu soin de déclarer également que la cure en est plus longue et les accidents plus fréquents. Denonvilliers a été pendant longtemps le seul chirurgien qui ait employé le vin rouge ; mais, s'il faut en croire Lannelongue, ce dernier aurait eu constamment, malgré les anti-phlogistiques, des abcès communiquant avec la tunique vaginale. La guérison s'est fait longtemps attendre, et au prix d'une oblitération complète de la cavité vaginale. Dolbeau signale également des accidents graves survenus chez ses malades. Marius Galvani (Thèse de Paris, 1874), qui s'en fait l'ardent champion, parle cependant des contre-indications du vin rouge pour les cas d'hydrocèles à parois épaisses. Il fait remarquer, dans son travail, qu'avec les progrès de la civilisation on voit rarement des malades assez négligents pour en arriver là avant de consulter. Nous ne sommes pas tout à fait de son avis, et nous avons vu à l'hôpital de Genève bon nombre de ces sujets insouciants et craintifs qui, par la peur d'une opération, ont caché bien longtemps à l'homme de l'art un processus pathologique analogue. Pour toutes ces raisons, nous croyons qu'il y a dans l'arsenal thérapeutique des armes plus efficaces, et c'est ce qui nous fait renoncer à l'injection du vin rouge.

Si l'on en croyait la statistique de Curling, on proclamerait hautement la supériorité de la *teinture d'iode* comme moyen radical et curatif de l'hydrocèle vaginale. Malheureusement pour la science, il a été donné à des hommes comme Trélat, Gosselin, Velpeau et Bouisson, de comparer et de signaler les accidents graves qu'occasionne l'usage de ce médicament. Personne, aujourd'hui, ne nie, après l'emploi de ce procédé opératoire, les phénomènes de douleur et les surprises qui ont accueilli les tentatives des chirurgiens les plus distingués. Les souffrances de la période de réaction durent quelques jours. La fièvre produit une inflammation locale qui, pouvant être considérable, fait séjourner le malade deux ou quatre semaines au lit. La tuméfaction et la douleur à la pression au niveau du testicule durent encore, si les circonstances s'y prêtent, bien des années. Faut-il citer les cas où le liquide injecté, venant à pénétrer dans le tissu cellulaire du scrotum, y a produit des abcès, des phlegmons ou des eschares ? Ces résultats sont connus de tous les praticiens, et nous ne nous y arrêterons pas. Nous verrons plus tard les inconvénients de la méthode, pour les cas autres que ceux de l'hydro-cèle simple. Est-on plus à l'abri de la récidive par l'injection de teinture d'iode que par d'autres procédés ? Non ; tous les praticiens sont d'accord sur ce point.

M. le professeur Gosselin fait remarquer que, chez un homme atteint d'hydrocèle, la poche peut s'enflammer spontanément et se revêtir à la face interne d'une fausse membrane qui met la séreuse dans une condition moins favorable, soit à la production des adhérences, soit à cette modification de la vitalité, sur laquelle insiste Curling (de Londres). Il n'admet pas que les récidives doivent être exclusivement attribuées à l'insuffisance du traitement. Il voudrait savoir si le malade a eu, plus ou moins longtemps avant l'opération, de la vaginalite, et il explique par cette circonstance comment, après une première injection inutile, on échoue quelquefois encore à une seconde et à une troisième. Nous comprenons bien la pensée de l'éminent professeur, mais nous croyons qu'il est bien difficile de contrôler par des moyens pratiques ce diagnostic de vaginalite. Le malade qui demande à se faire traiter pour une hydrocèle a vu grossir sa tumeur insensiblement. Elle est indolore, ne gêne pas trop la marche : pourquoi irait-il consulter un médecin ? Ce raisonnement bizarre est tenu chaque jour par des porteurs d'hydrocèles. Ils attendent que l'épanchement séreux ait atteint la grosseur de deux poings ordinaires, avant de réclamer les secours de la médecine. Peut-on alors leur demander s'ils ont eu de la vaginalite ? Non certes ; ils n'ont pas suivi, pour la plupart, les différentes phases du développement de leur tumeur. Il n'y a que l'incision qui puisse permettre la solution du problème. Le chirurgien constate lui-même l'état de la séreuse. Mais n'anticipons pas, car nous aurons l'occasion de revenir sur ce point.

On a fait beaucoup de bruit au sujet de l'oblitération complète de la tunique vaginale et de l'anémie testiculaire que produisent les moyens violents autres que la teinture d'iode. Cette substance, disent ses partisans, n'amène pas de semblables résultats, mais arrête simplement la sécrétion pathologique de la tunique vaginale. Examinons ce qu'il y a de fondé dans une pareille affirmation. M. le professeur Gosselin, qui cite des faits de ce genre, s'appuie sur les résultats obtenus à l'autopsie de malades morts à l'hôpital, sur le cadavre desquels il a trouvé une oblitération de la tunique vaginale. Pouvait-on savoir alors si les patients avaient eu une hydrocèle, et de plus si l'opération avait été faite par l'injection de vin ou de teinture d'iode ? Il fallait alors interroger la fameuse statistique de Hutin, chirurgien en chef des Invalides (*Mémoires de l'Académie* et *Rapport* de Larrey, séance du 25 juin 1853). Or, il est facile de prouver qu'elle n'est pas très concluante. Nous y voyons figurer le chiffre de trente-quatre militaires opérés : trois par le séton, deux par l'excision, trois par l'incision, huit par la potasse caustique, huit par la sonde flexible à demeure, cinq par l'injection vineuse, quatre par l'injection iodée, un qui a guéri par une simple injection suivie de réaction inflammatoire violente, soit trente-quatre cas. Hutin fit *vingt-huit* autopsies ; six des militaires opérés survivaient. Une oblitération complète de la tunique vaginale fut trouvée sur le cadavre des malades traités par les procédés désignés plus haut. Un soldat soigné par l'iode, et autopsié également, fournit un résultat identique ; les autres malades opérés par la même méthode vivaient encore. Plus tard le même chirurgien, ayant pratiqué trente injections, fit l'autopsie de quinze morts, ses opérés, et trouva sept oblitérations complètes de la tunique vaginale, quatre cas sans adhérence, quatre avec adhérences partielles ; ce qui fait, en additionnant, huit cas d'adhérence complète sur seize. Ces chiffres ne nous semblent pas concluants en faveur des idées de Gosselin.

Un second point qui nous intéresse est celui de l'anémie testiculaire dont parle le savant professeur de Paris, et qui, selon lui, serait prouvé par ses recherches nécropsiques. Cette lésion, dit-il, peut être bilatérale chez les sujets affaiblis par une longue maladie, ou unilatérale lorsqu'un processus pathologique a frappé le testicule et ses enveloppes. Il est surpris de la coïncidence de cette anémie, surtout avec la vaginalite, qui se termine par l'oblitération complète de la séreuse. Dix faits sont cités à l'appui de cette théorie ; malheureusement ils sont pris au hasard. Ne peut-on pas admettre que cette oblitération de la cavité vaginale n'est pas le propre de la vaginalite, mais qu'elle succède à une affection chronique du testicule ou de l'épididyme ? Les indurations fréquentes de cette dernière partie sont là pour nous engager à adopter cette opinion. Panas, étudiant l'étiologie de l'hydrocèle, nie l'existence de l'hydropisie vaginale simple ou idiopathique. Huit cas, pris au hasard, montrent des noyaux indurés du testicule et surtout de la queue de l'épididyme. La glande séminifère était grosse, sans consistance anormale, ce qui nous engagerait plutôt à admettre que l'hydrocèle, et d'une façon plus générale la vaginalite, est sous la dépendance d'un état inflammatoire chronique ou subaigu de l'épididyme ou du testicule. L'oblitération pure et simple de la vaginale est-elle bien capable de produire cette anémie par elle seule ? Les propriétés de cette séreuse, qui n'est là que pour faciliter les mouvements du testicule, semblent nous prouver le contraire. L'absence de spermatozoïdes dans le liquide séminifère, découverte par Gosselin, peut bien être considérée comme une lésion concomitante à celle du testicule.

Nous nous sommes permis ces réflexions pour montrer qu'il est prématuré d'affirmer que la teinture d'iode n'amène pas l'oblitération de la cavité vaginale comme tout autre liquide, le vin par exemple; puis nous avons ajouté qu'en la supposant complète, le testicule anémié dont parle l'éminent professeur de Paris ne l'était pas nécessairement par le mécanisme qu'il expose. Nous verrons, à propos de l'incision, les résultats obtenus à ce point de vue, et nous prouverons que l'oblitération complète de la cavité séreuse n'est pas à redouter pour le bon fonctionnement de l'organe générateur.

CHAPITRE III.

De l'incision dans l'hydrocèle avant et après le pansement de Lister. — Opération et Pansement.

Nous sommes arrivé à la partie la plus importante de notre travail. Pour parler de l'*incision*, en vanter les résultats, quand un homme comme Gerdy a qualifié la méthode de pratique excusable chez les chirurgiens ignorants et barbares des siècles passés, il faut, n'est-il pas vrai? avoir une grande confiance dans le traitement antiseptique et étudier attentivement et sans parti pris les résultats que nous fournit ce procédé. Le témoignage de savants connus dans le monde chirurgical, le nombre respectable d'observations que nous soumettons à l'examen des adversaires de l'incision, seront, nous en avons la confiance, le point de départ d'expériences nouvelles et confirmatives.

L'incision est de beaucoup la métho de la plus ancienne qui ait été proposée pour la cure de l'hydrocèle vaginale. C'est elle en effet qui devait se présenter la première à l'esprit des chirurgiens. Pratiquée par Celse, elle fut employée par Albucasis, Paul d'Egine, Marc Séverin, Wiseman, Cheselden. Heister et Scharp en furent plus tard les adversaires, mais c'est surtout Beel et Pott (*Treatise of the hydrocele*, pag. 364) qui la défendirent. Le chirurgien, embrassant le scrotum entre les doigts de la main gauche, tendait la tumeur; de la droite, armé d'un bistouri convexe, il procédait en disséquant couche par couche, droit s'il faisait une ponction, il ouvrait la poche par la partie supérieure. Introduisant le doigt ou une sonde cannelée si l'ouverture était trop étroite, il fendait le scrotum jusqu'à son extrémité inférieure. Paul d'Égine commençait l'incision à la partie moyenne de la poche et la prolongeait jusqu'à la partie supérieure aux environs

4

du cordon. La cavité vaginale ainsi ouverte dans toute sa hauteur (comme on avait pour but la réunion des deux feuillets de la séreuse et la suppuration), on remplissait la plaie de charpie jusqu'à ce que la suppuration se fût emparée de la poche. Il est étonnant de rencontrer dans la littérature de cette époque des exemples assez nombreux de cure radicale par l'incision. Les adversaires de cette méthode semblent les ignorer. Quelques notes ajoutées à la liste des auteurs dont nous venons de parler, et le simple énoncé des résultats obtenus par leurs successeurs, prouveront une fois de plus que la science était en droit d'attendre le perfectionnement de l'opération qui nous occupe et les brillants succès qui l'accompagnent.

Boyer et Chassaignac parlent de l'incision dans leurs Traités. Le premier ouvre la tunique vaginale dans toute la longueur de la tumeur, puis la remplit de charpie, comme le faisait Paul d'Égine. Le second [1], après avoir décrit la méthode, la déclare mauvaise ; mais, chose incroyable, plus loin le même auteur cite un cas d'hydrocèle avec corps étranger et hernie inguinale traité avec succès au bout de dix jours, et il ajoute : « Ce qui a été fait dans ce cas avec une innocuité si remarquable pourra servir de règle, à l'avenir, pour le traitement des hydrocèles dues à une cause de ce genre. » Boyer recommande cette opération dans l'hydrocèle du cordon (*Traité des Maladies chirurgicales*, tom. X, pag. 187, 1831). Celle du sac herniaire demande, d'après lui, le même procédé, qu'il préfère aux injections, pouvant dans ces cas pénétrer dans l'abdomen. Nous connaissons actuellement le degré de susceptibilité que possède le péritoine, et nous trouvons que l'opinion de Boyer relative à la péritonite est un peu exagérée. L'autorité de ces prédécesseurs illustres et leurs réflexions sur le procédé de l'incision sont corroborées par les résultats des chirurgiens qui l'ont employée après eux, Scarpa, ayant

[1] Traité des opérations chirurgicales, tom. II, pag. 859, 1862.

guéri quatre malades porteurs d'une hydrocèle enkystée du cordon, ajoute que leur cure par l'incision est toujours exempte
d'accidents graves, toutes les fois que la maladie est locale.
Ch. Sacchi, et après lui le professeur Rognoli (de Pise), traitent
avec un plein succès trois cas d'hydrocèles enkystées du ligament
rond. Les faits les plus ordinaires de leur pratique se rapportent
à l'hydrocèle bilobée ou à double poche concentrique. Roux et
Breschet citent leurs observations. Le *Bulletin Thérapeutique* des
années 1841-1842, la *Gazette des Hôpitaux*, août 1844, renferment l'histoire de malades guéris radicalement par l'incision,
alors que la ponction et le vin rouge injecté étaient restés sans
résultat favorable. Citons en passant le cas de Fergusson, traité
avec succès par le même procédé, et la découverte d'une aiguille
tombée dans le sac vaginal. Le malade avait été ponctionné plusieurs fois sans résultat. La *Cronica de los Hospitales* (de Madrid),
1857, tom. V, pag. 219, rapporte un cas d'hydropisie séreuse
double, congénitale à droite et traumatique à gauche. Les dites
tumeurs incisées guérissent parfaitement. Linhart (de Vienne)
considère l'injection comme une méthode en laquelle on ne peut
avoir confiance ; elle demande le plus souvent beaucoup de temps
et ne doit pas être préférée à l'incision.

Le Dr Labadie (de Bordeaux), à qui nous empruntons ces renseignements, cite encore une observation très instructive et concluante. Elle est extraite des *Annales médicales de la Flandre
occidentale*, 1857, pag. 556, et appartient au Dr Vandommellen,
médecin-major à Nimègue (Hollande). C'est un cas d'hydrocèle
ponctionnée trois fois, traitée par un nombre égal d'injections
d'iode suivies de trois récidives et guéries radicalement par l'incision et l'excision partielle. M. le professeur Rizzoli, chirurgien
en chef de l'hôpital Major de Bologne (Italie), 1872, a relaté
dans ses Mémoires un cas d'hydrocèle du sac herniaire avec oblitération du col. L'incision fut pratiquée, et le malade fut débarrassé de son affection.

Le pansement employé dans ces cas n'a certainement pas été le même. Les renseignements fournis par les différents auteurs varient à ce sujet. La poche vaginale devant suppurer, les chirurgiens se sont préoccupés de diminuer autant que possible ce travail pathologique. Nous n'avons pas trouvé, dans le cours de nos recherches, la description uniforme du pansement employé en pareils cas. Boyer dit bien pour une hydrocèle qui fut incisée : « Après l'opération, on couvre la plaie d'un linge fin, sur lequel on place de la charpie qu'on soutient par des compresses et un bandage convenable. Pendant les trois ou quatre premiers jours, la sérosité continue à couler abondamment ; ensuite, la suppuration lui succède et amène l'affaissement total de la tumeur et la guérison de la plaie. » (*Traité des Maladies chirurgicales*, tom. X, pag. 187, 1293)

Ces quelques faits portés à la connaissance du monde médical montrent combien l'on a exagéré, ce nous semble, la gravité d'une opération radicale qui, entre les mains des praticiens expérimentés et confiants, a donné de bons résultats. Pouvons-nous donc épouser les idées des opérateurs pessimistes, qui, sans avoir employé l'incision, acceptent comme prouvées son inutilité et l'existence des dangers sérieux qu'on lui reproche ? S'il est évident qu'avant l'emploi raisonné du pansement antiseptique le procédé était bon et pouvait faire espérer la solution du problème chirurgical, à savoir : la cure radicale de l'hydrocèle, il ne fallait pas, nous osons aujourd'hui l'affirmer, renoncer à l'utiliser un jour.

Voyons maintenant en quoi consiste le procédé que nous conseillons avec les garanties de l'antiseptique. Nous le décrirons tel qu'il a été présenté par son auteur. Nous indiquerons ensuite les modifications avantageuses que plusieurs praticiens lui ont apportées, et qui ont toutes pour but la résolution des objections que son emploi a fait naître.

C'est M. le professeur Wolkmann (de Halle, Allemagne) qui,

le premier, a remis en honneur l'incision dans la cure de l'hydrocèle, en s'appuyant sur les résultats surprenants qu'il a obtenus avec les précautions antiseptiques [1]. Dix-sept cas publiés alors par l'auteur de la méthode ont été suivis de cinquante-deux autres. En 1878, le Dr Alfred Genzmer (de Halle) a fait un travail très important sur la question et donné un compte rendu détaillé des opérations de son confrère. C'est à lui que nous devons la connaissance de ces faits, et c'est par la traduction de son étude que nous avons pu apprécier les idées du célèbre professeur allemand. La curieuse et intéressante énumération des cas que nous présentons, tout en permettant de constater leur multiplicité, assure définitivement le triomphe de l'incision pour la cure radicale de l'hydrocèle.

Les détails historiques qui suivent sont empruntés au travail très consciencieux du Dr Labadie (de Bordeaux). En 1876, Reyher opérait avec succès sept hydrocèles et une hématocèle ; le Dr Othmar Angerer (de Würzbourg) avait réussi chez quatre malades. Jacobson, en Angleterre (*The Lancet*, 1877, tom. II), a ajouté ses heureux résultats à ceux de ses confrères, pour confirmer la valeur de l'incision. Tredelenburg parle de ses succès et de son manuel opératoire. Le professeur Küster (de Berlin), dans une publication intitulée (*Fünf Jahre in Augusta Hosp.*), a relaté trois guérisons radicales d'hydrocèles obtenues par les mêmes moyens. Socin, professeur à l'Université de Bâle (Suisse), a présenté au monde chirurgical l'histoire de huit patients guéris par l'incision. Enfin, en 1881, le professeur Lister a publié, dans le *The British med. Journal*, trois faits parfaitement évidents. Le professeur Gustave Julliard, de la Faculté de médecine à Genève, possède les observations complètes de cinquante cas variés d'hydrocèles guéries radicalement et sans récidive par le procédé de Wolkmann, qu'il a modifié sensiblement. Nous avons hâte d'ajou-

---

[1] *Berlin. Klin. Wochens.*, n° 3, 1876. — *Med Record*, avril 1876. — *Deutsche Zeitschr. für Chir.*, july 1876.

ter que notre ancien Maître a renoncé à l'emploi de la teinture
d'iode en clinique, après avoir constaté l'infériorité de ce liquide. Il nous a été donné de pouvoir suivre attentivement la marche de ses opérations et leurs conséquences chez la plupart des
malades qui composent la statistique de notre Maître en chirurgie. Le professeur Auguste Reverdin, de la même Université, dont
nous aurons plus tard à citer le témoignage, n'est pas plus hési-
tant lorsqu'il se trouve en présence d'une hydropisie de la tunique vaginale. Il l'incise toujours ; ce sont ses propres paroles.
Le *Centralblatt für Chirurgie*, 26 novembre 1881, renferme un
article de Kraske, parlant des 163 opérations pratiquées par
Wolkmann. Les cent soixante-un premiers malades furent guéris
radicalement, le cent soixante-deuxième succomba à une affection intercurrente. Le Dr Bardenheuer (de Cologne), qui a opéré
en quatre ans quatre-vingts hydrocèles par l'incision, « déclare
qu'il ne lui est jamais arrivé d'accident désagréable. Il signale
également chez ses clients l'absence complète de récidive, résultat que l'on n'obtiendra avec aucun autre traitement ». Lucas
Championnière, dans son remarquable *Traité sur la Chirurgie
antiseptique*, signale la méthode de l'incision dans l'hydrocèle,
opération devenue classique par le procédé de Wolkmann. Nous
ne savons pas au juste si ce chirurgien français, qui s'est fait l'ardent défenseur du pansement Lister, a jamais eu l'occasion de
pratiquer l'opération du professeur de Halle.

Quoi qu'il en soit, voici la méthode du Maître : Il fendait la
tumeur couche par couche et largement jusqu'à la tunique vaginale. Celle-ci, incisée, donnait lieu à l'écoulement du liquide
pathologique. Le spray phéniqué était utilisé pendant tout le
temps de l'opération. Wolkmann procédait ensuite au lavage de
la cavité vaginale avec une solution phéniquée au trois pour
cent. La suture du sac et de la tunique vaginale se faisait avec
la soie la plus fine : quinze à vingt points suffisaient à cette partie de la technique opératoire. Tous les vaisseaux, même ceux

de petit calibre, sont liés au catgut après avoir été saisis successivement par des pinces à hémostase. Il faut ajouter, pour être clair, que la tunique vaginale est suturée à la peau du scrotum. Nous reviendrons plus loin sur ce temps de l'opération pour le critiquer. Le drainage est employé si la séreuse est plissée en entonnoir. Wolkmann y renonce pour les autres cas ; d'après lui, la compression doit suffire à faire adhérer les feuillets de la vaginale.

Voilà le manuel opératoire du chirurgien de Halle ; reste à décrire son pansement et les précautions antiseptiques qu'il prend avant de fendre la tumeur. Le malade étant dans le décubitus dorsal, le chirurgien rase le pubis, le scrotum du côté malade et la partie antérieure et interne de la cuisse. Certains praticiens veulent qu'on lave avec du savon et de l'eau la partie inférieure de l'abdomen, les parties génitales externes, la région de l'anus et le tiers supérieur des cuisses avant de raser ; puis ils prescrivent, après ce temps, la désinfection de ces mêmes organes avec une solution phéniquée au 20°. Wolkmann ajoute au lavage la friction énergique avec une brosse et même le grattage au moyen d'un couteau, pour enlever les couches superficielles de l'épiderme et les matières en voie de décomposition. Nous nous contentons de préconiser la friction avec une brosse douce, à cause de la susceptibilité de certaines peaux à l'acide phénique. Les cas d'érythème carbolique que l'on a pu constater dans la pratique doivent être attribués à cette manœuvre et à l'application directe des pièces de pansement, qui peuvent y ajouter leur cause d'irritation. Le pansement de M. le professeur Julliard fait disparaître cette cause d'insuccès ; nous allons en parler. Quelques auteurs ont pensé supprimer le spray et le remplacer par un lavage avec une solution phéniquée au trois pour cent, pratiqué avant et après l'ouverture de la tumeur.

Nous supposons faites les sutures de la tunique vaginale et du scrotum ; reste le pansement. Après avoir nettoyé le pourtour de la plaie avec ménagement, ainsi que les parties voisines, le pelvis peut être placé sur un support spécial ou sur des coussins préparés à cet usage ; des coussins sont également appliqués sous les jarrets ; puis on place sur le scrotum, de chaque côté de la plaie, une grande quantité de gaze antiseptique. On remplit avec les mêmes pièces l'intervalle entre le scrotum et le haut de la cuisse; on en place une forte épaisseur derrière le scrotum, contre le périnée. Le pénis est encore entouré de couches épaisses d'ouate salicylée ou benzoïdée ; le tout est ensuite recouvert de huit couches de morceaux de gaze de 50 centim. carrés, avec fente pour le passage du pénis. « Nous fixons les grandes pièces à pansement au-dessous et en arrière du scrotum et du périnée jusqu'à l'anus, etc., à l'aide d'un caleçon » (Genzmer). Les bords des pièces à pansement sont assujettis au moyen de quelques tours de bandes de gaze humide. A ce moment, suppression du spray. Il est alors facile de renforcer le pansement avec de la ouate antiseptique. L'application d'un double spica de l'aine, en exerçant une compression, assure l'occlusion de la tumeur, isole la plaie des influences de l'extérieur et de l'anus. Le malade se trouve ainsi enveloppé dans son pansement, jusqu'au nombril et jusqu'au milieu du haut des cuisses. Il faut éviter tout mouvement des jambes. La compression, préconisée par les partisans de la méthode, est indispensable pour éviter la rétention des sécrétions de la plaie, quand il s'en forme, et favoriser les adhérences et la réunion par première intention.

La durée de l'opération, avec tous ses préparatifs et le pansement, ne dépasse pas une demi-heure.

L'incision de la tumeur doit-elle être grande ou de dimension moyenne ? Cette question a vivement préoccupé les partisans de cette méthode. Les uns veulent lui donner une longueur de trois à quatre pouces (Wolkmann, Genzmer, Mac-Cormac, Julliard, Auguste Reverdin). Jacobson (assistant surgeon to Guy's Hospital, in *The Lancet* 1877, tom. II, pag. 309) professe que l'incision ne doit avoir qu'une longueur de un ou deux pouces, tant sur la tunique vaginale que sur les enveloppes du scrotum. Mac-Cormac, in *Antiseptic Surgery*, 1880, s'exprime ainsi : « La surface de la tumeur ayant été tendue, les tissus sont divisés par une incision s'étendant depuis l'extrémité supérieure de la tumeur verticalement vers le bas à trois ou quatre pouces. Aussitôt que la tunique est ouverte, deux doigts de la main gauche sont introduits dans la cavité, et avec des ciseaux ou un bistouri boutonné toute l'épaisseur de la paroi vaginale antérieure est divisée dans toute l'étendue extérieure. » Reyer, Trendelenburg, Küster (de Berlin), font une incision qui permet seulement l'introduction de la pulpe du doigt pour explorer le pourtour de la cavité. Avant de décrire le procédé Julliard (Genève), nous nous permettrons de donner notre opinion sur la longueur de l'incision.

Nous sommes partisan de la large fente du scrotum, d'après le procédé de notre excellent Maître de chirurgie. Voici les raisons qui nous engagent à adopter cette manière de faire. Les chirurgiens qui préfèrent la petite incision invoquent, en faveur du principe, l'emploi plus facile de l'antiseptique et la rapidité plus grande de la cicatrisation. Qu'y a-t-il de vrai dans cette affirmation ? La cicatrisation se fait-elle plus vite ? Nous ne le pensons pas, en présence des réunions par première intention que nous avons encore pu constater pendant nos vacances à Genève. Les trois cas d'hydrocèles opérées en septembre par M. le professeur Julliard l'ont été par la grande incision. Le lendemain, au premier pansement, la plaie était parfaitement réunie, les sutures enlevées.

L'application de l'antiseptique n'est pas plus difficile quand on en a un peu l'habitude; du reste, les pulvérisations du spray sont dans ces cas la garantie sérieuse d'une parfaite désinfection. Ces remarques ne peuvent être faites en présence des résultats que la pratique obtient chaque jour. La grande incision a, ce nous

semble, de sérieux avantages. Les adversaires de ce temps opératoire espèrent-ils, par l'introduction du pouce dans la cavité
vaginale, l'inspecter parfaitement et déceler dans l'épididyme, le
testicule et ses annexes, les processus pathologiques divers qui
accompagnent très souvent l'hydrocèle, et qui sont dans les trois
quarts des cas la cause de cette affection ? Ce n'est pas notre avis
En admettant même la possibilité de ce résultat, nous ajoutons
qu'il est très difficile de manœuvrer avec sûreté dans les cas où il
faut exciser un kyste, par exemple, racler un foyer caséeux, ou
curer les feuillets d'une tunique vaginale épaissie. L'opérateur, ne
l'oublions pas, manœuvre dans une cavité souvent modifiée ; sans
la grande incision, il ne peut user de moyens radicaux, et c'est
une cure de cette nature que nous réclamons pour nos patients.
En résumé, nous voulons, dans le traitement de l'hydrocèle, une
large incision.

Nous n'aurions garde d'oublier la description de notre ancien
Maître. M. le professeur Julliard emploie un procédé qui se
rapproche quelque peu de celui de Mac-Cormac. Après avois rasé
le pubis, le scrotum et la partie antéro-interne de la cuisse, il désinfecte ces organes en les lavant avec une solution phéniquée
chaude de $1^{gr},25$ %. Saisissant de la main gauche la tumeur,
qu'il tend, l'opérateur coupe couche par couche le scrotum jusqu'à la tunique vaginale, qu'il fend en un point assez limité.
Le résultat produit consiste en une boutonnière de la séreuse,
d'où sort le liquide jaune citrin de l'hydrocèle. Ce premier temps
de l'opération étant accompli, M Julliard introduit son index
gauche à l'intérieur du sac et termine l'incision. Des ciseaux,
conduits par le doigt, coupent la tunique vaginale; ils peuvent être
remplacés par un bistouri qui, produisant une contre-ouverture
à l'origine de l'incision scrotale, complète, par un mouvement
d'arrière en avant, l'ouverture du sac séreux (transfixion). Partisan de la large incision, le chirurgien genevois a devant lui une
plaie de 8 à 12 centim. Ces dernières manœuvres constituent le

second temps de l'opération. Le troisième a pour but de retrous-
ser en dehors et comme un doigt de gant le testicule et ses annexes. De cette façon, le chirurgien peut examiner avec soin
toute la surface de la tunique vaginale, l'état du testicule, du
cordon, etc. Les partisans de l'incision ont su bénéficier de la
méthode, surtout pour les hydrocèles avec kystes hydatiques,
kystes simples, corps libres, foyers caséeux, hydrocèles bilobées
etc., qui sont assez fréquents dans cette région. Ces processus
divers sont ainsi facilement traités, soit par la ponction, soit par
l'excision et le curage. M. le professeur Julliard suit cette règle
de conduite.

Le même chirurgien emploie son procédé pour les hydrocèles
simples et pour celles à parois épaissies. Dans le premier cas, il
résèque toujours une partie de la vaginale, et nous verrons pourquoi. Dans le second, il procède de la même façon et détruit par
le fait les pseudo-membranes qui doublent souvent la paroi de la
séreuse. Si, malgré cette résection, il en reste encore ailleurs, il les
racle ou les coupe avec les ciseaux courbes. Les foyers caséeux
du testicule sont ouverts, curés et lavés soigneusement.

Nous avons dit que le professeur de Genève réséquait la tunique vaginale. L'auteur de cette modification au procédé de Wolkmann obtient par là une adhérence plus complète et plus rapide
des feuillets de la séreuse. Ce temps, que nous appellerons le quatrième de l'opération, est suivi du lavage de la cavité au moyen
d'une éponge douce et trempée dans une faible solution phéniquée. Une petite hémorrhagie du sac se présente-t-elle, l'opérateur l'arrête et ne va pas plus loin avant d'avoir obtenu une hémostase complète. La tunique vaginale, ainsi lavée et nettoyée,
est suturée séparément, mais non à la peau du scrotum, comme le
faisait Wolkmann (de Halle). Cette manœuvre constitue le cinquième temps de l'opération. Un drain en caoutchouc désinfecté
est placé ensuite entre le scrotum et la vaginale; son extrémité
cutanée sort à la partie inférieure de l'incision scrotale, qui est

ensuite suturée au catgut. Un dernier lavage de la tumeur est fait au moyen de l'irrigateur, après quoi le pansement est préparé. Pendant tout le temps de l'opération, le pulvérisateur fonctionne sur la plaie. L'incision étant grande, le drain se trouve placé à sa partie la plus déclive et empêche ainsi la stagnation des liquides s'il s'en produit. Ces remarques sont faites pour les hydrocèles à parois épaisses, car nous avons vu M. Julliard supprimer même le drainage dans les cas simples, et cela sans inconvénients sérieux pour le malade.

Le pansement du chirurgien de Genève est bien moins compliqué que celui du père de l'incision. Il est tout aussi antiseptique, moins cher et parfaitement efficace. Nous allons le décrire en détail; mais avant, qu'il nous soit permis de faire une observation au Dr Labadie (de Bordeaux), qui s'est occupé de l'opération de Wolkmann. Notre confrère affirme que l'incision dans l'hydrocèle n'est innocente qu'avec les procédés antiseptiques, et que l'inobservation d'une de ces précautions suffit à la rendre dangereuse. Cette remarque est faite dans le travail de Genzmer, paru en 1878. Son auteur dit seulement : « Le pansement de l'hydrocèle traitée par l'incision peut être considéré comme une épreuve de la technique antiseptique ; il ne serait pas, ajoute-t-il, conseillé à l'opérateur qui l'emploierait pour la première fois dans cette opération. » Ces lignes ont paru il y a bientôt six ans, et il n'existe pas actuellement d'École où l'on n'ait adopté la méthode de Lister. Les élèves y sont donc formés pendant le cours de leurs études ; le pansement antiseptique n'est plus aujourd'hui une nouveauté.

Ce qui est modifié de nos jours, c'est la préparation des pièces du pansement. Celui du chirurgien de Londres est très cher ; les administrations d'hôpitaux qui l'ont employé scrupuleusement ont signalé ce grave inconvénient. Il fallait donc, tout en conservant aux malades les bénéfices d'une découverte aussi brillante, trouver une méthode plus économique. C'est ce qui a été obtenu par les fabriques suisses (Schaffouse) et allemandes (Tubingue) avec un succès complet.

M. Julliard procède de la manière suivante au pansement de son opéré : Un protective de Lister est placé sur la plaie, il a été préalablement trempé dans une solution phéniquée au 2 °/₀; de larges éponges, planes sur la face en rapport avec les téguments et désinfectées, embrassent la tumeur scrotale et lui forment un manchon complet et imperméable. Au-dessus, se trouve la gaze phéniquée, composée d'un certain nombre de pièces larges de 45 centim. en moyenne et formant un carré. Ces pièces sont échancrées à la partie inférieure, de façon à recouvrir parfaitement la tumeur et le haut des cuisses. Une pièce de gutta-percha est placée sur la gaze ; elle est de même grandeur, échancrée également à sa partie inférieure et recouvre la gaze. Quelques gâteaux de coton phéniqué entourent le sommet des cuisses, garnissent les plis de l'aine ; puis le tout est maintenu par un double spica de cette région remontant près du nombril et descendant au milieu des cuisses. Le dernier temps de l'opération est fait une seconde fois avec une large bande de caoutchouc. Le professeur Julliard prépare lui-même sa gaze phéniquée par un procédé qu'il a rapporté de Tubingue, et qui est employé dans presque toutes les universités allemandes. On réalise, en agissant ainsi, les bénéfices dont nous allons parler.

Les gazes phéniquées, que livrent à la circulation les fabriques suisses de Schaffouse, et dont la France possède des succursales, sont préparées en trop grande quantité pour qu'elles puissent être vendues rapidement. L'acide qui sert à leur fabrication s'évapore peu à peu, et le chirurgien peut n'avoir entre les mains que des gazes peu antiseptiques. Il est nécessaire d'ajouter que ces matières, restant en magasin depuis longtemps, se couvrent peu à peu de poussières diverses dont on ne peut se débarrasser que très difficilement. On a également reproché à ces substances une certaine action irritante sur la peau, action qui retarde la réunion par première intention. M. Julliard a tourné la difficulté en fabriquant lui-même et proportionnellement à ses besoins la gaze phéniquée employée dans sa clinique. Cette méthode est plus économique et plus sûre. Nous avons le plaisir de donner exactement la composition du liquide dans lequel notre professeur genevois trempe la partie principale de son pansement. Notre but est de vulgariser un moyen très simple et capable de donner les bons résultats que l'on doit attendre du Lister.

M. Reber, pharmacien de l'hôpital cantonal de Genève, a été chargé des préparations. Voici la formule pour la confection de la GAZE PHÉNIQUÉE :

Rp. Colophane pulvérisée..   400 gram. (à Genève, 200 gram.)

       Stéarine............   100 —

       Esprit de vin (94 %)...   2000 —

       Acide phén. crist. pur.   150 — Pour la gaze au thymol, 10^{gr}

On mélange d'abord l'esprit-de-vin avec la colophane, qui doit se dissoudre entièrement en même temps que l'on fait fondre la stéarine. Lorsque celle-ci est suffisamment liquide, on l'ajoute à la solution de colophane en agitant le mélange. On filtre le tout, et on verse en dernier lieu l'acide phénique pur maintenu à l'état liquide. Pour préparer la gaze antiseptique, on la trempe dans cette solution jusqu'à ce qu'elle soit complètement imbibée ; on l'exprime ensuite légèrement et on l'expose un instant à l'air. Mais il faut éviter de la sécher complètement, car alors elle devient trop ferme. Afin de la conserver, il faut la plier et la tenir dans des boîtes de fer-blanc hermétiquement fermées, et autant que possible la presser fortement. La quantité prescrite doit suffire pour 35 mèt. de gaze, soit un kilogramme.

La quantité de colophane semblait trop considérable à M. le professeur Julliard, à cause de la propriété irritante qu'elle exerce sur la peau. On a supprimé la moitié de cette substance pour préparer la même quantité de gaze, ce qui produit un résultat très satisfaisant. Il faut avoir soin de choisir la colophane blanche et aussi pure que possible.

GAZE IODOFORMÉE.

Rp.	Colophane en poudre.........	50 gram.
	Esprit de vin (94 %).........	600 —
	Glycérine pure..............	25 —
	Iodoforme en poudre.........	40 —

Cette préparation est, comme on le voit, une simple solution filtrée. Après avoir imbibé la gaze dans le liquide, on la saupoudre d'iodoforme finement pulvérisé, au moyen d'un poudrier, de façon à en mettre la même quantité partout. L'opération réussit encore mieux si l'on égalise l'iodoforme en massant la gaze dans toutes les directions. Le mode de conservation est le même que pour la gaze phéniquée. La quantité prescrite plus haut suffit pour trois mètres de gaze.

LES CATGUTS.

D'après la méthode de Lister, on entortille en petite quantité les catguts sur des planchettes, on les laisse tremper pendant vingt-quatre heures dans l'essence de genièvre, puis on les plonge dans la glycérine, où ils restent de nouveau pendant vingt-quatre heures, et on les conserve ensuite dans l'alcool absolu.

FILS DE SOIE PHÉNIQUÉE.

On réunit les fils de soie écrue en petites touffes que l'on serre légèrement. On les plonge d'abord dans la cire blanche, qui a été préalablement fondue dans une capsule de porcelaine, et on recouvre cette cire d'une couche d'acide phénique d'environ deux centimètres d'épaisseur. Alors on maintient les fils de soie au fond de la capsule au moyen de petites baguettes de verre. Après refroidissement du liquide, on essuie la cire superflue sur ces fils en les passant au travers d'un linge. On les entortille alors sur des planchettes comme les catguts et on les traite de la même façon que ceux-ci.

ÉPONGES.

Pour préparer les éponges antiseptiques, il faut d'abord les frapper très fortement pour en extraire les corps étrangers, tels que sable, poussière, etc. On les lave ensuite soigneusement à l'eau tiède ; puis on les exprime et on les plonge dans une solution d'hypermanganate de potasse (3 0/0), où on les laisse de trois à cinq minutes ; on les lave ensuite à grande eau et on commence l'opération du blanchissage. Pour l'obtenir, on met les éponges dans une terrine de fer que l'on remplit d'une solution d'hyposulfite de soude (20 à 30 0/0). En ajoutant à cette solution de l'acide chlorhydrique dilué (40 0/0), il se produit un dégagement considérable d'acide sulfureux. Après dix ou quinze minutes, les éponges doivent être très blanches. On les retire et on les expose à un grand courant d'eau, puis on les laisse pendant quelques heures dans une solution d'acide phénique au 5 0/0. Enfin, pour les conserver, on les trempe dans une solution phéniquée plus faible (2 0/0). Après le dégagement d'acide sulfureux dont il a été parlé plus haut, les éponges présentent quelques points noirs que l'on fait disparaître avec les ciseaux.

Voilà donc le pansement et la manière de le préparer. Il est inutile d'ajouter que les bandes servant au spica et que le coton phéniqué employés sont fournis par la fabrique d'objets de pansements. Justifions en quelques mots l'emploi de ces éponges. Elles ont, d'après l'auteur de la méthode, trois buts. Le premier, et le plus important, consiste dans l'interposition d'une barrière infranchissable opposée à la pénétration de l'air sur les plaies. Les réunions par première intention que notre Maître éminent obtient tous les jours, en sont la preuve évidente. Nous pouvons également par elles remplir tous les creux et les angles que forme la peau dans certaines régions. Le deuxième avantage de l'éponge antiseptique réside dans la compression que l'on en obtient, compression égale et élastique que le malade supporte très-facilement. Le coton n'a pas cet avantage, il se tasse en certains endroits et ne comprime pas aussi régulièrement. L'éponge, aplatie, se moule sur les tumeurs, et c'est le cas dans l'hydrocèle ; il en est de même pour le cou (extirpation du goître), où elle forme une vraie cuirasse imperméable. Nous avons eu, tout dernièrement, l'occasion de nous en convaincre.

Un autre et dernier avantage de l'éponge est l'absence d'irritabilité que présente la peau voisine des plaies. On sait que l'acide phénique en solution un peu forte peut produire sur certaines peaux délicates l'érythème carbolique. Avec l'éponge désinfectée et serrée avant son application, le chirurgien n'a pas cet inconvénient. « Jamais, dit M. Julliard, je n'ai eu de semblable accident avec ce nouveau moyen, tandis que le coton phéniqué des fabriques de Schaffouse me l'a procuré quelquefois. » Wolkmann signale dans quelques-unes de ses observations cet érythème, qui retarde la bonne marche de la cicatrisation. Enfin l'éponge absorbe les sécrétions pathologiques et empêche que les pansements soient vite traversés. Pour tous ces motifs, et après avoir constaté les résultats surprenants que cette méthode a obtenus dans l'hôpital de Genève, nous préconisons tout particulièrement les éponges dans le pansement des hydrocèles opérées.

M. le professeur Auguste Reverdin (de Genève) a bien voulu appuyer de sa haute autorité chirurgicale les modestes efforts de son élève. Qu'il nous soit permis de reproduire dans cette Thèse la lettre qu'il a eu l'obligeance de nous adresser. Nous ne saurions oublier également les sages conseils que son expérience nous a donnés.

« Je considère, nous dit-il, l'incision vaginale comme un moyen excellent, inoffensif, donnant une guérison *rapide*, plus rapide que les autres procédés, et très sûre. C'est une opération

5

facilé ét vraiment radicale, en ce qu'elle unit le fait d'être un traité-
ment curatif à celui de permettre un examen complet, c'est-à-dire
de constater *de visu* les causes de l'affection. Ce dernier point est
très important. Comment reconnaître en effet, avec une ponction,
que le testicule commence à être malade, que la vaginale renferme
des corps étrangers, que ses parois sont épaissies et dégénérées ?
Avec l'incision, toutes ces choses s'imposent au regard. Quant au
procédé, il est bien simple. Après avoir féndu le scrotum, je
plonge mon bistouri dans la cavité vaginale, j'y fais ainsi un trou
dans lequel je passe deux pinces, chacune d'elles par le côté de
l'orifice qui lui correspond. J'attire en avant la vaginale, ce qui
ralentit l'issue du liquide et ne permet pas à un corps étranger
d'échapper sans être vu. Si l'on ouvre d'un seul coup la cavité
vaginale, il est clair que le liquide et les corps étrangers s'échap-
pent en un flot volumineux, sur lequel il est impossible d'exercer
aucun contrôle.

»Les partisans de ce temps brusque de l'opération sont sans
doute ceux qui nient la présence des corps étrangers dans la
cavité vaginale. Ce point n'a d'importance qu'au point de vue
scientifique ; le résultat de l'opération n'en est pas influencé. Mes
pinces restent en place tout le temps, et lorsque, après avoir fait
sortir le testicule pour l'examiner, je l'ai réduit dans sa loge
naturelle, alors j'attire de nouveau ma vaginale en avant et j'en
remplis la cavité avec la solution phéniquée au 5 %. Je laisse ce
liquide en contact avec cette séreuse, et je la frotte pendant ce
temps avec une éponge. Quelques points de suture au catgut
réunissent peau et séreuse ; je tâche d'affronter séreuse contre
séreuse, afin de ne pas laisser cette membrane s'interposer entre
les lèvres cutanées de la plaie. Avant de suturer, je fais toujours
une contre-ouverture à la partie la plus déclive du scrotum pour
le passage d'un tube de caoutchouc qui draine la cavité vaginale.
Je puis de la sorte refermer entièrement ma plaie scrotale par
quelques points de suture plus superficielle, en ne comprenant

cette fois que le scrotum et négligeant la vaginale. Je ne place pas de drain entre le scrotum et la vaginale, et je ne résèque cette dernière membrane que si décidément il y a trop d'étoffe. Je la racle énergiquement avec la curette ou avec des ciseaux courbes si elle est malade, puis je décortique les couches concentriques des pseudo-membranes, s'il en existe.

» Le pansement est un Lister complet embrassant ventre et cuisses ; c'est un vrai caleçon. Il faut avoir soin de ne laisser à l'air aucune entrée dans la région de l'anus.

» L'opération n'est pas douloureuse ; en général, je n'emploie pas l'anesthésie complète. La glace me sert d'anesthésique local. L'éther pulvérisé sur le scrotum doit surtout être évité; cette manœuvre seule causerait plus de douleur que toute l'opération. Les temps qui font le plus souffrir sont la suture et, en outre, le tiraillement du testicule, lesquels donnent pendant quelques instants la douleur en ceinture de l'orchite.

» La solution phéniquée employée pendant l'opération est au 2 1/2 %; celle avec laquelle je lave la cavité vaginale est au 5 %. Je n'ai jamais eu d'érythème carbolique ; mais, par précaution, on peut oindre les téguments avec la pommade borique. Je ne crois pas à l'anémie testiculaire obtenue par l'accolement des deux feuillets de la séreuse vaginale. Les récidives de l'opération sont excessivement rares. »

A ce témoignage d'un chirurgien autorisé, nous ajoutons celui du Dr Kaufmann, privat-docent à la Faculté de Médecine de Zurich (Suisse). Que l'éminent professeur veuille bien recevoir l'hommage de notre vive reconnaissance!

Voici ce qu'il répondait dernièrement à une lettre que nous avons eu l'honneur de lui adresser :

« L'hydrocèle est pour moi une inflammation chronique qui a pour cause une altération d'un organe voisin, soit le testicule, soit l'épididyme. Dans le traitement, je regarde l'incision comme le seul moyen de découvrir la maladie primitive, et c'est pour ces raisons que je propose aux malades de faire l'incision. Par ce moyen, je trouve la cause de l'épanchement et je ne traite que l'affection primitive. Trois fois j'ai fait cette incision exploratrice, et j'ai trouvé deux fois des altérations très avancées de l'épididyme et une fois des abcès chroniques et multiples dans le testicule. Je pratiquais dans ce cas la castration. Chez deux vieillards très faibles, je faisais l'injection de teinture d'iode avec un succès médiocre. La quantité de liquide diminue dans la tumeur. L'incision ne pouvait pas être risquée, à cause de l'âge et de la faiblesse générale de mes malades (anesthésie générale).

» Je n'ai pas encore eu l'occasion de traiter l'hydrocèle simple par l'incision : mes malades étaient tous porteurs de lésions à l'épididyme ou au testicule; mais je crois entièrement à la valeur de l'opération de Wolkmann, surtout pour les cas où la maladie primitive n'est pas trop avancée. »

Enfin, le Dr Kröenlein, professeur à la même Faculté, nous a affirmé qu'il avait opéré, avec un plein succès, plusieurs malades porteurs d'hydrocèle vaginale.

Le témoignage de praticiens qui ont expérimenté nous paraît concluant.

L'opération de l'incision dans l'hydrocèle présente encore quelques particularités importantes dont il est nécessaire de parler en détail. Nous avons en vue le lavage de la cavité vaginale, sa suture et son drainage. Les réflexions qui vont suivre nous sont suggérées par l'importance capitale de ces manœuvres. On est étonné de voir combien les opinions émises à leur sujet ont varié, depuis le jour où Wolkmann a donné la technique de son procédé. Actuellement, elles ne sont pas encore parfaitement arrêtées. Il faut espérer cependant que bientôt les imitateurs du professeur allemand viendront, par leurs statistiques, trancher la difficulté que l'on éprouve aujourd'hui à faire accepter un procédé unique.

Faut-il laver la cavité vaginale avec une solution phéniquée variant du 3 % au 5 %, ou simplement la nettoyer avec une éponge douce et désinfectée? Dans les cas d'hydrocèle simple, nous croyons que le deuxième moyen suffit pour amener la réaction substitutive qui doit produire l'accolement des deux feuillets de la séreuse et empêcher la récidive. C'est du reste l'opinion du professeur Julliard, qui actuellement renonce au lavage de la cavité. Il déclare que le traumatisme occasionné par l'incision suffit à faire naître l'inflammation curative. L'acide phénique au 5 %, employé généralement pour ce temps de l'opération, ajouterait, selon lui, son action cautérisante et ferait manquer la réunion par première intention. Wolkmann et ses imitateurs, Genzmer, Mac-Cormac, Trendelenburg, recommandent cependant la toilette de la séreuse. Le professeur Reverdin n'agit pas autrement. M. Poinsot (de Bordeaux) a cautérisé cette membrane avec une solution de chlorure de zinc au douzième. C'est du reste ce que nous a appris la lecture d'une observation rapportée par le Dr Labadie. La tunique vaginale était, dit-il, notablement épaissie et d'une dureté cartilagineuse. Le chlorure de zinc nous paraît être un agent bien énergique, et nous ne serions pas éloigné d'attribuer à son action les températures élevées enregistrées par Poinsot. L'acide phénique au 5 % suffit amplement, ce nous semble, pour obtenir l'accolement complet de la cavité vaginale, dans les cas où cette membrane n'est pas trop modifiée. Pour les hydrocèles simples, le nettoyage avec l'éponge fine amène la cure radicale. Les deux observations personnelles que nous avons l'honneur de présenter en sont la preuve.

Wolkmann, en donnant la description de son procédé, parle de l'emploi du drain pour les seuls cas où la tunique séreuse est plissée; dans tous les autres, la compression, d'après lui, suffit à faire adhérer ses deux feuillets. M. Julliard s'est longtemps servi du drain, il en a même mis deux : l'un dans la cavité vaginale, l'autre entre cette dernière et le scrotum. Par ce moyen, la réunion par première intention s'est fait attendre un peu plus longtemps. Voulant alors remédier à cet inconvénient, il a essayé, pour les hydrocèles simples seulement, de fermer les cavités de la tumeur sans y introduire de tubes de caoutchouc. Les résultats de ses expériences ont varié ; dans bon nombre de cas le malade est sorti de l'hôpital au bout de six jours, dans d'autres le thermomètre est monté à 39°. Une petite fistule, apparue sur la plaie et laissant échapper un peu de liquide inflammatoire, a dû être agrandie pour laisser s'échapper les produits de rétention. Ce phénomène s'est montré chez un malade opéré le 20 septembre, et qui eut sur sa courbe de température le chiffre de 39°.

Dans une de ses conférences sur l'hydrocèle, M. Julliard déclarait qu'une séreuse n'avait pas besoin de drainage, et que dans le cas où l'on plaçait un tube de caoutchouc on constatait en un certain endroit de la vaginale une cicatrisation peu franche et une occlusion incomplète de sa cavité. Cette idée paraît avoir été confirmée par l'autopsie d'un de ses opérés, qui est mort longtemps après d'un étranglement interne. La cavité vaginale, chez le malade dont il s'agit, était close partout, excepté en un point coïncidant justement au passage du drain. Le tissu cicatriciel granuleux et inégal de cette partie y avait maintenu un tout petit cul-de-sac non soudé au testicule. M. Julliard attribue à cet état de choses les très rares récidives attribuées à l'incision. C'est cette crainte qui lui fait également réséquer une partie de la séreuse distendue par l'épanchement, et cela dans l'espoir d'obtenir un adossement plus complet de ses feuillets au corps même de l'organe générateur. Le temps et les expériences de ce chercheur infatigable prouveront le bien fondé de cette idée, très logique en elle-même, mais qui demande encore à être vérifiée un certain nombre de fois. La plupart des chirurgiens qui ont traité leurs malades par l'incision ont fait usage du drain; ce sont MM. Reyher, Trendelenburg, Küster, Gueterbock, Saxtorph (Copenhague), Bœckel (Strasbourg), J. Reverdin, A. Reverdin.

Quelle doit être sa nature et dans quel endroit de la tumeur faut-il le placer? Ces deux points de la question sont plus importants qu'on ne le pense pour la bonne marche de la guérison. Le tuyau, véritable soupape de sûreté, doit être un canal qui n'irrite pas les bords de la plaie. Il doit, en évitant la rétention des liquides pathologiques au sein de la cavité qu'il irrigue, pouvoir être facilement débouché et désinfecté à chaque pansement. Enfin, le drain doit être fait d'une substance inattaquable par les sécrétions qui le traversent; on doit pouvoir le couper facilement. Nous savons en effet que, dans l'hydrocèle incisée, le chirurgien doit le couper à chaque pansement, lorsque la plaie est en bonne voie de cicatrisation. Voyons rapidement quels sont les éléments proposés dans ce but.

Le tuyau de caoutchouc nous semble être le plus généralement admis des chirurgiens. C'est son emploi que nous préconisons, car il possède les qualités indispensables que nous avons indiquées plus haut. A ses côtés figure le drain fait avec des crins de cheval. Saxtorph (de Copenhague) l'a employé plusieurs fois, mais il doit y avoir renoncé actuellement. On comprend facilement qu'une pareille substance ne soit pas suffisante pour empêcher la réunion assez rapide de la partie inférieure de l'incision scrotale. De là, les accumulations et les rétentions de liquides inflammatoires dans l'intérieur de la cavité vaginale, et la nécessité d'un débridement qui retarde la sortie du malade. Nous condamnons donc l'emploi des crins de cheval.

Bœckel (de Strasbourg) a fait usage de fils métalliques. Les mêmes reproches sont faits à ces corps; ils en méritent un autre, celui d'irriter beaucoup trop les bords de la plaie. S'ils pénètrent dans la séreuse, ils y amènent souvent une réaction inflammatoire vive et très inégale, qui ne peut que retarder la guérison et produire une récidive. C'est, du reste, ce qui s'est passé pour un cas opéré par le chirurgien de Strasbourg.

Que penser d'un faisceau de fils fins de catgut, substance animale résorbable et propre à se ramollir ? Ce corps a bien certainement l'avantage de ne pas irriter les bords de la plaie qui lui donne issue ; il jouit, dit-on, de la capillarité et facilite par là l'écoulement des liquides. Nous ne nions pas cette propriété du catgut, mais nous pensons que cette substance ne suffit pas à canaliser la tumeur incisée. Si le catgut possède, comme on le prétend, la propriété de se résorber, les bords de la plaie auront une tendance à se rapprocher, et son emploi sera nul. Il se produira, dans bien des cas, une rétention en arrière de l'ouverture inférieure de l'incision, rétention nécessitant un débridement. Les fameux drains résorbables, dont on a beaucoup parlé il y a quelques années, ont à leur passif quelques accidents et peu de vertus. Employés dans nos hôpitaux de Genève pendant un certain temps, ils ont été ensuite complètement abandonnés. M. Julliard nous a cité le cas d'un malade qu'il a opéré d'une hydrocèle (récidive), et dans la tunique vaginale duquel il a retrouvé un fragment de ces drains résorbables. M. J. Reverdin, qui l'avait traité auparavant pour la même affection, s'aperçut un jour que le drain résorbable avait disparu. Il n'eut pas de peine à mettre ce phénomène sur le compte des propriétés attribuées à ces tuyaux. La peau se referma, et le malade quitta bientôt l'hôpital. Examiné au microscope, le canal du drain était rempli de tissu conjonctif embryonnaire. Cet élément nouveau y était entré par les ouvertures latérales. La substance fondamentale de ce tube n'était pas du tout modifiée.

En résumé, nous croyons que l'on a beaucoup trop insisté sur la résorption de ces drains, qualité qu'il ne possède qu'à un très faible degré, et nous revenons au tuyau de caoutchouc, tel qu'il est employé dans la plupart des services hospitaliers.

Cette substance nous semble répondre parfaitement à toutes les conditions nécessaires à la bonne canalisation des plaies et des cavités.

Le *Progrès médical* du 22 septembre dernier renfermait la description des nouveaux tubes à drainage, que le D\[r] Just Championnière a présentés à la Société de Chirurgie ; ils furent construits sur ses indications par M. Collin. « Les uns, dit l'auteur, sont des tubes métalliques en aluminium légers, très minces de parois, se laissant tailler au couteau; on les emploie dans quelques cas spéciaux. Les autres sont des drains en caoutchouc durci, ayant en petit la forme d'un spéculum de Fergusson ; ils sont incompressibles, mais très doux et parfaitement supportés par les tissus ; en les plaçant dans les plaies, ils font un excellent drainage. A mesure que la plaie se cicatrise, les tubes peuvent être changés en les mettant de plus en plus petits ; on les nettoie aisément, même avec de l'eau bouillante ; un jeu de ces drains suffit à tous les besoins. Les mêmes tubes ont été construits en celluloïde ; ils sont bons aussi, mais ils s'usent rapidement parce qu'ils sont altérés par les acides. »

Un deuxième point de la question qui nous intéresse est celui de savoir dans quel endroit l'opérateur doit placer son drain. La résolution de cette partie du problème chirurgical est très importante. Il est évident que les liquides pathologiques qui peuvent se produire dans la tumeur opérée s'accumulent toujours dans sa partie la plus déclive. Ce phénomène joue dans la marche du traitement de l'hydrocèle un rôle capital. Les partisans de la courte incision veulent que le drain soit placé à sa partie inférieure ; mais, en admettant ce procédé, on comprend facilement que ce tube n'est pas situé à la partie la plus déclive des bourses. Les liquides, s'il s'en forme, ne pourront sortir complètement; de là ces fistules qui, durant longtemps, font perdre les principaux bénéfices de la méthode.

Gueterbock a savamment appuyé sur la nécessité qu'il y a

d'empêcher la formation de la fistule. Pour y arriver, il pratique à la partie la plus déclive des bourses une contre-ouverture n'ayant aucun rapport avec la plaie cutanée. Ce moyen détourné laisse un libre passage au drain qui doit pénétrer dans la cavité vaginale. La réunion de la plaie scrotale aura beaucoup de chance de se faire par première intention. D'un autre côté, le drain pourra être raccourci à chaque pansement, suivant l'importance des réactions. M. le professeur Reverdin (de Genève) n'opère pas autrement. Gueterbock a soin d'ajouter que, par ce moyen, la suture de la séreuse vaginale se réalise aussi facilement que celle de la plaie principale des bourses. Cette manière de faire nous paraît digne d'éloges, et nous n'hésiterons pas à l'employer, surtout pour les hydrocèles à parois épaissies.

Le chirurgien, nous l'avons dit, suture le feuillet pariétal de la séreuse, mais en suivant le précepte de Wolkmann, qui le réunit à la peau dans le but d'empêcher la fusion des produits de sécrétion ou de suppuration dans les mailles du tissu scrotal. Genzmer (de Halle) partage l'opinon du Maître. Mac-Cormac dit : « Les bords divisés de la tunique vaginale sont alors suturés soigneusement avec du catgut sur les bords de la peau du scrotum incisé ». M. Reverdin, tout en admettant le principe des auteurs précités, modifie un peu ce temps de l'opération. Trois ou quatre points de suture réunissent la peau et la vaginale; il tâche d'affronter séreuse contre séreuse, afin de ne pas laisser cette membrane s'interposer entre les lèvres cutanées de la plaie. D'autres points de suture superficielle ne comprenant que le scrotum réunissent ensuite les bords de l'incision scrotale. M. Julliard n'admet pas la suture commune de la vaginale avec la peau ; il ferme la première membrane avec du catgut fin, puis il procède comme M. Reverdin pour l'oblitération de l'incision tégumentaire.

Nous n'avons jamais eu à envisager dans la pratique de notre ancien Maître les accidents signalés par Wolkmann, et si nous admettons la nécessité d'une résection partielle de la tunique vaginale, nous préférons employer la suture séparée pour faciliter l'accolement des feuillets de cette membrane. Nous entrevoyons dans le procédé du professeur de Halle un tiraillement de l'organe malade et un adossement incomplet des parties qui le constituent. Noublions pas que dans ce temps de l'opération l'unique objectif à atteindre est l'occlusion parfaite de la cavité sécrétante.

Il n'est pas inutile maintenant d'appuyer sur l'emploi des fils à suture et sur leur valeur, au point de vue de la réunion immédiate. Un certain nombre de praticiens se sont servis de la soie phéniquée. Cette substance ne nous parait pas répondre aux progrès qu'a faits la chirurgie depuis une dizaine d'années. La soie irrite la peau d'une manière évidente : nous avons eu plusieurs fois l'occasion de constater la présence de petits abcès formés aux points d'entrée et de sortie du fil. Supposons une large plaie dont les bords sont rapprochés par une dizaine de ces sutures placées à un centimètre de distance : nous aurons souvent le regret de voir la première intention manquée. Avec le catgut phéniqué, de pareils inconvénients sont évités. Il peut être préparé dans les hôpitaux, les fabriques d'objets de pansement les vendent en flacon ; leur emploi est donc facile. Cette substance a, de plus, le mérite de n'irriter que faiblement la peau, qui se ramollit un peu, et dans certains cas se résorbe. Nous avons eu à constater ce fait quelquefois.

La suture vaginale se fera avec un catgut fin, celle du scrotum avec un fil de moyenne grosseur. Le mérite du crin phéniqué nous parait très contestable à cause de sa raideur ; nous lui faisons les mêmes reproches qu'à la soie. Il ne nous a jamais été donné de le voir employé par nos Maitres.

Citons, en passant, l'usage des serres-fines comme moyen de rapprocher les lèvres de la plaie. M. Julliard s'en est servi dans l'incision de l'hydrocèle sans avoir eu lieu de s'en louer beaucoup. Elle supprime bien la douleur de l'aiguille à suture, mais elle présente d'autres inconvénients. Les serres-fines ont une hauteur qui gêne le pansemeut. Nous connaissons le rôle important de la compression dans l'opération d'hydrocèle que nous préconisons. Les pièces du pansement les ébranleront; de là un tiraillement des bords de la plaie ou une chute de ces serres-fines, pour peu que celles-ci manquent de ressort. M. Charrière a bien coudé la serre-fine dans le point où les branches se croisent, de manière que les deux parties de l'instrument forment à peu près un angle droit. Dans ce modèle, il n'y a de vertical que les extrémités prenantes des pinces; le reste est horizontal. La hauteur est donc très bornée et les inconvénients signalés précédemment sont moindres. Malgré cette modification, et à cause de la compression égale que le pansement doit donner, nous renonçons à la serre-fine.

Arrivé à la fin de notre troisième chapitre, nous croyons avoir suffisamment appuyé sur la description du procédé Wolkmann et sur les modifications, très avantageuses à notre avis, qui y ont été apportées. La découverte d'une méthode est le premier pas fait vers la réalisation de l'idéal, son perfectionnement l'accélère. C'est cette pensée qui a dirigé les nobles efforts de chirurgiens distingués ; c'est elle encore qui inspirera leurs imitateurs. Les expériences nouvelles faites pour la vulgarisation du procédé de l'incision dans l'hydrocèle, en confirmant les magnifiques résultats déjà obtenus par un certain nombre de praticiens, montreront tout le parti que l'on peut tirer de la découverte du professeur de Halle.

Il nous reste à considérer l'incision dans ses résultats finaux. Ce sera le meilleur moyen de répondre aux objections qui ont été faites à son emploi ; mais avant, nous ne pouvons nous empêcher de manifester un désir : celui de voir les médecins employer cette méthode dans leur clientèle privée.

CHAPITRE IV.

Valeur de l'incision dans la cure radicale de l'hydrocèle.

Les détails que nous avons consacrés à la technique de l'opération de Wolkmann modifiée par ses successeurs nous permettent d'examiner rapidement si dans la pratique elle peut être proposée aux chirurgiens. Les adversaires de l'incision ont prétendu qu'elle ne pouvait être pratiquée qu'avec les bénéfices de l'anesthésie générale. L'emploi d'un pareil auxiliaire expose, disent-ils, le malade à des dangers de mort pour une affection réputée bénigne.

Cette proposition nous paraît aujourd'hui dépourvue de valeur. Plusieurs des malades que nous avons vu opérer par nos Maîtres de Genève l'ont été sans anesthésie. Dans plusieurs cas, l'anesthésie locale a suffi pour insensibiliser la peau du scrotum. M. le professeur Auguste Reverdin obtient ce résultat avec un mélange de glace et de sel marin pilés, qu'il place deux ou trois minutes sur les téguments. Il est suffisant pour faire accepter d'un malade pusillanime le premier temps de l'opération. M. Julliard objecte à l'emploi de la glace la production de petites hémorrhagies secondaires qui se montrent après la suture de la plaie et le pansement. Le froid, dit-il, amène au moment de l'incision la contraction de la tunique musculaire des petits vaisseaux ; puis, son action disparaissant peu à peu, les mêmes canaux s'entr'ouvrent et leur sang s'écoule sur les bords de la plaie incisée. Ce contre-temps, ajoute notre Maitre, nuit à la réunion par première intention. Le fait de l'hémorrhagie est exact, mais il n'a pas les conséquences qu'on lui attribue. Un chirurgien prévenu doit agir prudemment et surveiller la production de ce petit suintement sanguin dont il sera facilement le maître.

Sans anesthésie, l'opération est-elle simple ? Nous sommes en droit de l'affirmer. Ayant eu l'honneur d'assister pendant nos vacances aux opérations d'hydrocèle pratiquées dans l'hôpital cantonal de Genève, notre attention a été particulièrement attirée sur ce point du procédé. Avec lui, les malades ne profèrent pas un cri, ils grimacent un peu au moment de l'incision vaginale et des sutures. Il est entendu que le chirurgien doit procéder avec célérité. Il mettra tous ses soins à détourner l'attention de son malade en entamant avec lui une conversation qui l'intéresse. Ces petits moyens, joints à l'absorption d'un peu de vin pendant les manœuvres opératoires, font supporter très bien les temps les plus douloureux de l'incision. On ne saurait trop rassurer le patient, en lui annonçant qu'on procédera à la simple ouverture de la tumeur. Son imagination, calmée, n'appréhendra pas une opération dont il constatera bientôt la rapidité.

L'observation que nous donnons, et qui est relative au Dr Wartmann (de Genève), suffira à convaincre ceux qui hésitent encore à admettre notre assertion. Nous n'avons pas à nous préoccuper beaucoup de l'hémorrhagie produite par le bistouri. Les éponges suffisent à l'arrêter à mesure qu'elle se forme. Dans l'observation Käch, n° II, l'opérateur ne s'est pas servi une seule fois de la pince à hémostase.

Il est superflu de parler des accidents qui pourraient accompagner cette opération sanglante, car il n'en existe pas. Sa durée moyenne est d'une demi-heure tout au plus, avec le pansement.

Dans les cas d'hydrocèle simple, le chirurgien peut faire reporter le malade dans son lit au bout de vingt minutes. Ce fait s'est présenté pour celui que M. Julliard a opéré le 26 septembre.

En résumé, l'incision n'est pas un procédé douloureux, long ni dangereux pour le patient.

Pour juger complètement cette méthode, il est important de

suivre les malades après son emploi. Avec une hydrocèle simple, l'état général se conserve bon. Pendant les premiers jours qui suivent l'opération, la tumeur n'est pas douloureuse, le malade peut prendre quelque peu de repos la nuit. Son appétit, légèrement diminué, augmente à mesure que se fait la réunion de la plaie. En sept jours, tout est terminé dans les cas simples. Notre malade de l'Observation ii en est un exemple frappant.

L'état local de la plaie peut varier suivant les individus. Lorsque la réunion est presque complète, au bout de quatre jours, il peut se faire parfois, par l'ouverture servant de passage au drain que l'on a retiré un peu vite, une suppuration aseptique de faible importance. Une opération bien faite donne une cicatrisation totale de la plaie au deuxième pansement.

Le malade doit garder le lit une dizaine de jours en moyenne, dans les cas compliqués de la suppuration partielle des bords de la plaie.

Les observations qui figurent dans notre travail indiquent que la plupart des malades ont pu quitter l'hôpital entre huit et quinze jours. Quand la durée du traitement se prolonge au delà d'un mois, il faut en chercher la cause dans des affec-tions intercurrentes ou des complications graves, toutes choses très rares d'après les statistiques. Les résultats obtenus pour les malades traités par la teinture d'iode ne sont pas aussi brillants. On assigne généralement aux patients trois ou quatre semaines d'immobilité. En 1854, Curling fixait déjà à trois septénaires la durée de la cure de l'hydrocèle par cet agent. Nous avons eu, au Chapitre II, l'occasion de dire ce que nous pensions de ce liquide au point de vue thérapeutique; nous n'y reviendrons pas.

L'incision amène-t-elle une élévation de température inquié-tante? Le fait est très rare; l'Observation Käch, n° ii, en est la preuve pour les hydrocèles simples. La courbe thermométrique de ce malade ne s'est élevée qu'une seule fois à 38°, et cependant l'opérateur n'avait pas fait emploi de drain. L'observation nous a montré que l'élévation momentanée du thermomètre coïncidait presque toujours avec la présence d'un petit abcès superficiel formé dans le tissu cellulaire du scrotum, mais ne communiquant pas avec la cavité vaginale. On peut dire avec raison que le plus souvent la guérison s'opère sans que la courbe du malade dépasse le chiffre 38°. La rétention d'une certaine quantité de liquide (sérosité sanguinolente) dans la cavité vaginale, après un enlèvement hâtif du drain, a quelquefois porté la température à 39°; mais ces cas sont l'exception. Ces poussées thermiques ne durent pas plus de vingt-quatre heures, quand le chirurgien est attentif. Wolkmann déclare que sur soixante et dix hydrocèles opérées par lui il n'a jamais rencontré un phlegmon du scrotum. Le professeur allemand n'a pas davantage constaté de rétention de pus dans les grosses tumeurs. Exceptionnelleement, la tunique vaginale avait subi quelques modifications. MM. Julliard, Jacques Reverdin et Auguste Reverdin n'ont jamais eu d'accidents tant soit peu sérieux.

L'opération de l'incision ne sera vraiment parfaite que le jour où l'on pourra déclarer l'impossibilité absolue d'une récidive. Personne n'ignore les difficultés qu'il y a d'établir une statistique précise et suffisamment probante. Il y a quatre ans, les auteurs allemands, qui se sont le plus occupés du procédé de Wolkmann, accusaient une ou deux récidives sur plusieurs centaines de cas. Nous ne serions pas loin de croire qu'avec la résection de la vaginale et l'adossement complet des feuillets de cette séreuse, la récidive soit impossible. Ne perdons pas de vue que ce temps ne figure pas dans la méthode du chirurgien de Halle. M. Julliard, qui a opéré cinquante-trois malades à l'hôpital de Genève, n'en a jamais vu revenir un seul. Il est permis de supposer pour ces malades la non-existence d'une récidive.

L'oblitération complète du sac vaginal n'amène pas la compression du testicule, comme semble l'affirmer M. le professeur

Gosselin. Chez tous les opérés que nous avons pu revoir après guérison, cet organe jouissait d'une parfaite mobilité, ce dont on pouvait facilement se convaincre par la palpation. De son côté, Genzmer affirme que l'organe générateur, alors même que sa surface est restée adhérente à la cicatrice de la plaie opératoire, conserve une mobilité égale à celle de l'état normal. « Il semble, ajoute t-il, que les adhérences produites entre les deux feuillets de la tunique vaginale n'empêchent pas les mouvements du testicule, ou que du moins le tissu conjonctif paravaginal conserve sa laxité normale. »

Les adversaires de l'incision objectent au pansement phéniqué l'érythème carbolique, que Wolkmann a observé plusieurs fois dans sa clinique. Cet accident peu grave a bien pour la plaie une influence sur la rapidité de la réunion immédiate, mais actuellement il n'existe plus avec le pansement de M. Julliard. Les éponges dont il se sert, appliquées sur la peau du scrotum, sont serrées avant leur emploi ; elles enveloppent, de plus, complètement le scrotum. La mousseline phéniquée placée au-dessus n'étant pas directement en contact avec les téguments, ne les irrite point. Le professeur de notre École de Médecine, convaincu de l'action nuisible des résines qui servent à la préparation des pièces de pansement, en a diminué la quantité. Cette modification avantageuse a supprimé presque complètement l'érythème des parties voisines de la plaie. Un chirurgien prudent doit toujours tenir grand compte de la susceptibilité particulière que présentent pour le spray certaines peaux délicates. Les solution faibles sont assez antiseptiques pour la pulvérisation.

Wolkmann signale dans les soixante-neuf observations de malades qu'il a opérés, huit cas de rétention d'urine. Un seul catéthérisme a suffi pour rétablir le cours normal de cette sécrétion. Nous n'avons jamais constaté le fait dans les services de nos hôpitaux. Il suffit de le signaler pour en prévenir les inconvénients.

6

On a également incriminé la compression exercée par les pièces du pansement, pour expliquer le sphacèle partiel du scrotum, relaté une ou deux fois dans la pratique. Une pareille complication n'arrive pas avec l'emploi des éponges. La compression qu'elles exercent est égale et élastique ; les malades la supportent très bien. Enfin, ajoute-t-on, l'incision de l'hydrocèle produit dans le courant du deuxième septénaire un gonflement et une sensibilité exagérés du testicule, ce dont on se rend compte par le toucher. Nous n'avons pas eu l'occasion de contrôler cette assertion, malgré les pressions assez fortes que nous exercions sur cet organe. Genzmer, qui a pu d'observer un bon nombre de malades, déclare que le gonflement du testicule est plutôt dû à l'infiltration plastique de la vaginale, au moyen de laquelle elle prépare sa propre oblitération, qu'à une orchite ou à une épididymite. Ces phénomènes, ajoute-t-il, sauf la sensibilité, qui persistait quelque temps, ont disparu dès que la cicatrisation a été complète. Toutefois, on a pu constater des orchites manifestes lorsque les malades, dès la deuxième semaine, ont fait des efforts exagérés ou même s'ils entreprenaient une marche trop longue. Nous admettons pleinement la manière de voir du chirurgien de Halle, car elle nous paraît être l'expression de la vérité.

L'incision a été préconisée dans l'hydrocèle simple ; nous en avons constaté les bons effets dans les cas où la tunique vaginale était enflammée et épaissie. Il est encore un certain nombre de variétés d'hydrocèles où ce procéde réussit parfaitement. Jacobson, Bœckel et Tradelenburg ont traité avec un plein succès des hydrocèles congénitales en prenant, comme toujours, des précautions antiseptiques. Il en est de même pour l'hydrocèle enkystée du testicule. Personne n'ignore les difficultés de ce diagnostic. La teinture d'iode arrivera-t-elle à guérir radicalement une semblable affection, s'il n'a pas été donné à l'opérateur d'en constater la présence et d'en délimiter l'étendue ? Un trocart, dirigé même par une main habile, peut parfaitement embrocher l'organe malade. Le bistouri permet au praticien d'agir plus sûrement, parce qu'il voit et touche toutes les parties lésées. L'autorité de Jacobson servira encore à prouver l'innocuité parfaite de l'incision dans le cas d'hydrocèle compliquée de hernie. Dans un numéro du *Lancet*, 1877, tom. II, il ne craint pas de dire : «Pour la guérison d'une semblable affection, je ferai toujours usage de l'incision, avec les précautions antiseptiques, préférablement à la teinture d'iode en injection ». Comme la hernie peut être et est quelquefois irréductible, on se voit exposé à plonger le trocart dans l'intestin ; dans ce même cas aussi, l'influence de l'iode peut s'étendre au sac de la hernie, et partant à la cavité péritonéale. Les moyens que propose Velpeau, c'est-à-dire la compression de la région inguinale, ne peuvent qu'être des palliatifs dans la hernie réductible. Ils n'ont pas même cet avantage pour les cas de hernie irréductible.

Les observations de Genzmer (Halle), de Socin (Bâle, Suisse) et de Kraske (in *Centralblatt*, nov. 1881), renferment l'histoire de malades porteurs d'une hydrocèle enkystée du cordon guérie radicalement par l'incision. Nous en avons vu plusieurs cas dans le service du professeur Julliard, pour lesquels la méthode de Wolkmann a pleinement tenu ses promesses.

Enfin Saxtorph (de Copenhague) déclare avoir été appelé auprès d'une dame de 59 ans pour une tumeur située dans la région inguinale droite. Trois ponctions avec injections sont restées sans résultat. Une incision faite avec le Lister débarrassa la malade de son hydrocèle. Le témoignage du chirurgien danois nous prouve encore que l'hydrocèle de cette personne a disparu par la méthode que nous préconisons.

Nous ne saurions mieux terminer ce chapitre qu'en citant ici les conclusions d'un travail qu'a fait le professeur Jacques

Reverdin (*De l'Hydrohématocèle par rupture de la tunique
vaginale* ; extrait des *Annales des maladies des organes génito-
urinaires*, juin et juillet 1883). Notre excellent Maître
s'exprime ainsi : « Pour qui a pratiqué l'incision de l'hydrocèle
suivant la méthode de Wolkmann, c'est-à-dire avec le secours
des pansements antiseptiques de Lister, il n'y a pas de comparaison à établir entre elle et l'injection iodée ; en incisant, nous
savons ce que nous faisons : nous voyons le testicule, la tunique
vaginale ; nous pouvons enlever les corps libres, si fréquents dans
les hydrocèles, les tumeurs verruqueuses de l'albuginée ; nous
obtenons en huit à dix jours la réunion sans fièvre, sans douleur, sans malaises, et nous avons de plus une guérison presque
à coup sûr radicale, en tous cas beaucoup plus probablement
qu'après les injections; avec celle-ci, douleur vive pendant l'o-
pération, réaction inflammatoire quelquefois violente, fièvre
souvent vive, guérison lente et récidives plus fréquentes, sans
compter les accidents possibles ; je sais que pour ma part je
n'hésiterais pas un instant, si j'avais une hydrocèle, à en demander l'incision. » Plus loin il ajoute : « Dans l'hydrohématocèle,
me dira-t-on, il n'en est pas tout à fait de même : vous ouvrez
largement un foyer sanguin ; vous avez là les meilleures conditions pour provoquer la putridité et les complications septiques.
Il n'y a pas de doute qu'autrefois, du temps du cérat, des cataplasmes, ces complications fussent terriblement menaçantes en
cas pareil ; heureusement, nous n'en sommes plus là ; le sang
lui-même, réuni en collection dans une plaie, peut rester aseptique, peut même s'organiser sur place, sans que la moindre suppuration survienne. Lister, Mac-Ewen et d'autres ont insisté
sur ces phénomènes bien connus aujourd'hui et que tous ceux
qui ont appliqué la méthode de Lister ont observés. Pour ma part
donc, je donne le pas à l'incision, comme plus sûre, plus innocente et plus radicale. »

Voici, en résumé, les règles que nous proposons à l'opérateur pour la cure radicale de l'hydrocèle.

1° Le *lavage antiseptique* (solution chaude 1ᵍʳ,25 0/0), la coupe des poils du pubis, du scrotum et de la partie antéro-interne des cuisses, sont nécessaires à la bonne marche du traitement.

2° L'*incision* large d'au moins 8 à 10 centim. pour des tumeurs de moyenne dimension se fera sous le spray et couche par couche jusqu'à la tunique vaginale inclusivement. Cette dernière membrane doit être ouverte au point le plus déclive des bourses. Les deux temps principaux et les plus douloureux de l'opération seront faits sans anesthésie générale. Pour les malades pusillanimes, on placera sur le scrotum, et pendant deux ou trois minutes, un mélange de glace et de sel marin pilés, que l'on renfermera dans une serviette pliée en forme de bourse.

3° L'agrandissement de la cavité vaginale se fera en un temps, par transfixion ou au moyen de ciseaux conduits sur l'index de la main gauche.

4° Dans tous les cas, la séreuse sera réséquée et suturée à elle-même avec du *catgut* fin. Il y sera mis un drain quand la cavité renfermant des néo-formations vascularisées saignera un peu, ou lorsque ses parois, à cause de leur grande épaisseur, auront été raclées et curées. On s'abstiendra du tube de caoutchouc, avec une tunique vaginale lisse.

5° L'examen de l'organe producteur du liquide séreux entraîne avec lui les différentes manœuvres propres à l'extirpation des kystes, des corps étrangers et autres productions pathologiques qui s'y trouvent.

6° Une solution d'*acide phénique* au 5 °/₀ sert au lavage de la séreuse.

7° La *suture* de la plaie scrotale sera faite dans toute son étendue avec du catgut de moyenne grosseur.

8° La plaie et les parties voisines étant de nouveau lavées avec une solution phéniquée au 1/4 %, le *protective Lister* et les piè-ces à pansement (*éponges, mousseline hydrophile, gutta-percha, spica double de l'aine* avec les bandes ordinaires, puis spica avec la bande de caoutchouc), seront placés, comme il a été dit pré-cédemment, d'après la méthode du professeur Julliard (de Genè-ve). On ménagera pour le pénis une ouverture médiane au mo-ment de la pose de la mousseline et de la gutta-percha.

9° Le *spray* sera arrêté au moment où les éponges phéniquées auront été placées sur la plaie.

10° Le deuxième pansement sera fait le troisième jour qui suit l'opération ; les autres ne viendront que le plus tard possible, à moins d'indications spéciales tirées de l'état du malade. Dans ces cas, le chirurgien est seul juge de la conduite à tenir. Les drains seront enlevés le plus vite possible, mais en général pas avant le deuxième jour du traitement. L'état local de l'ouver-ture qui lui sert de passage et la quantité plus ou moins consi-dérable de sécrétions pathologiques seront un point de repère dont il faut tenir un grand compte.

11° Le malade, guéri, devra porter quelque temps encore un petit bandage de coton retenu par un suspensoir. Les efforts violents lui sont complètement interdits, s'il veut conserver les bénéfices de l'opération.

CHAPITRE V.

Gerbel, 59 ans, de Logras (Ain), demeure actuellement à l'hôpital cantonal de Genève ; père, mère, frère et sœurs morts. Le malade a toujours été bien portant antérieurement.

Le 18 août, en déchargeant du bois à Lancy, il est tombé sur une grille. La pointe d'un de ses barreaux lui a pénétré dans la fesse droite, et c'est à la suite de cet accident qu'il est venu à l'hôpital.

On constate une plaie qui intéresse la peau sur une étendue de 8 centim. et le muscle grand fessier. Une artériole donne un peu de sang dans la profondeur. A la région inguinale droite, on constate au niveau de l'orifice externe du canal inguinal une petite tumeur de la grosseur d'une noix. C'est en faisant un effort que le malade s'en est aperçu. La tumeur, réductible, n'inquiète nullement le patient quand il porte un bandage. Vient-il à le poser, il sent, en travaillant, une petite douleur qui l'oblige maintenant à garder son appareil.

Il y a trois ans, Gerbel s'est aperçu qu'il avait dans le scrotum, du côté gauche, une petite tumeur qui a toujours augmenté, mais peu à peu. Elle est indolore et s'est produite sans cause connue.

Dans le courant de janvier 1883, il alla consulter le Dr Dufresne, qui ponctionna la tumeur. Cette petite opération amena l'écoulement d'un liquide jaune d'ambre et l'affaissement du scrotum. Depuis lors, la tumeur s'est reproduite ; elle a augmenté sans provoquer la plus petite douleur.

Actuellement, on constate une tumeur arrondie, mate, tendue, élastique, irréductible, transparente et grosse comme le poing d'un adulte. Elle est fluctuante et parfaitement limitée dans le scrotum du côté gauche. La peau normale ne lui adhère pas du tout. Le testicule se voit à l'extrémité inférieure de la tumeur.

18 août. On désinfecte la plaie fessière, on y fait une suture après y avoir placé un drain.

19. Pas de fièvre, état général bon.

22. Pansement. La plaie ayant bon aspect, on enlève les sutures, les bords s'écartent légèrement.

27. Un deuxième pansement est fait ; on supprime le drain.

2 septembre. Les granulations sont bonnes ; vers l'orifice du drain suppuration peu abondante.

8. La guérison de la plaie fessière est complète.

20. Opération de l'hydrocèle par l'incision sur une surface de 10 à 12 centim. Le malade n'est pas anesthésié du tout. La tunique vaginale est incisée par transfixion. Il en sort une assez grande quantité de liquide. Au-dessus de l'hydatide de Morgagni, on aperçoit une tumeur du volume d'une noix. Elle présente un orifice gros comme une tête d'épingle, par lequel sort un jet de liquide. — On donne un coup de ciseaux sur cette tumeur, qui se vide immédiatement. Il en sort en même temps un corps rond, blanc, dur, et du volume d'un gros grain de plomb (chevrotine). Ce corps était libre dans le liquide, mais emprisonné dans un diverticule de la tunique vaginale. Ce diverticule ne communiquait dans la cavité séreuse que par un orifice très petit.

Résection de la vaginale ; pas de lavage, mais suture du feuillet pariétal. Point de drain dans la cavité. L'orifice de la plaie scrotale est fermé par du catgut sur toute sa longueur. — 20 soir, T. 37°,5.

- 21. Pansement. Le malade a un peu de fièvre ce matin, T. 38°. On enlève les sutures, la réunion est effectuée, la plaie a très bon aspect. Pas de rougeur, ni chaleur, ni température élevée sur les autres parties du corps.

Soir, T. 38°5. On entend à la partie droite du thorax et en arrière des râles sous-crépitants, avec des frottements ; points de côté à gauche sous le sein et vers l'angle inférieur de l'omoplate. — Ventouses sèches.

22 matin, T. 38°2. La fièvre persiste, le malade n'a pas d'appétit. Scrotum indolore. Râles sous-crépitants à droite et en arrière, submatité. — Potion à l'acétate d'ammoniaque. Pas de souffle, pas de crachats. — Soir, 39°. Même état.

23 matin, T. 37°,9. Frottements moins accentués en arrière et à droite, matité à la partie inférieure du thorax, pas de souffle. — Soir, T. 38°.

24 matin, T. 38°,1. — Pansement. La plaie est réunie entièrement ; pas de rougeur ni de douleur un peu de dureté autour du

testicule. A l'auscultation à droite, en arrière et en haut, on perçoit une respiration plus forte et un murmure vésiculaire plus intense. Respiration puérile à l'angle de l'omoplate. Léger souffle à l'expiration. — Teinture d'iode en badigeonnage. —Voix chevrotante en ce point. La matité est plus étendue, les frottements ont disparu. Vibrations thoraciques diminuées. A gauche, quelques râles souscrépitants disséminés. — Soir, T. 38°,3.

25. T. matin, 38°,1. Le malade a assez dormi la nuit, mais il n'a pas d'appétit. Souffle doux lointain. L'épanchement augmente un peu. — Teinture d'iode. Chiendent nitré et oxymel scillitique. — T. soir, 38°,2.

26. T. matin, 38°,5. Même état. — Soir, 39°.

27. T. matin, 37°,4. Souffle moins limité, appréciable à l'expiration seulement; matité un peu plus étendue, égophonie, vibrations thoraciques abolies dans la partie qui correspond à l'épanchement pleural. — T. soir, 38°.

28. La matité et l'épanchement augmentent légèrement. T. matin, 37°,5. Mêmes symptômes. — T. soir, 38°,4.

29. Pansement. On voit un petit orifice vers la partie inférieure de l'incision ; on l'élargit, et il sort un peu de pus. T. matin, 37°,1. — Soir, 38°,2.

30. T. matin, 36°,9. — Soir, 37°,5. — Pansement au coton. En comprimant la partie inféro-postérieure de la tumeur, il n'en sort pas de pus ; le testicule est un peu tuméfié et dur, mais pas douloureux. En comprimant la partie antérieure du scrotum, il sort un peu de pus collecté dans une petite poche sous-cutanée et parfaitement en dehors de la vaginale.

1er octobre. T. matin, 37°,2. — Soir, 37°,9. L'état du malade reste le même.

2. T. matin, 37°,5. — Soir, 37°,6.

3. T. matin, 37°,4. — Soir, 37°,9.

4. T. matin, 37°,4. — Pansement léger au coton et au iodoforme. Un suspensoir sert à le maintenir. La petite fistulette n'est pas complètement fermée. A part cela, la tumeur n'est pas douloureuse. L'épanchement pleural diminue, le malade se trouve beaucoup mieux ; l'appétit revient. — T. soir, 37°,5.

5. T. matin, 37°,4. — Soir, 37°,5. Le malade s'est levé et pourrait quitter l'hôpital sans sa pleurésie.

6. T. matin, 37°,4. La fistule scrotale donne quelques gouttes de sérosité. — T. soir, 37°,6.

7. T. matin, 37°,2. — Soir, 37°,4.

8. T. matin, 37°. — Soir, 37°,7. L'épanchement a beaucoup dimi-nué; frottements de retour, état général bon, l'appétit revient ; le ma-lade se promène dans les corridors de l'hôpital.

9. T. matin, 37°. La fistule n'est pas encore totalement fermée. — Injection de trente gouttes d'une solution au 2 °/₀ d'alcool et d'iodo-forme. — T. soir, 37°,8.

10. T. matin, 37°,4. L'état général est toujours bon, on n'entend plus à droite et en arrière à la base du poumon que quelques légers frottements correspondant à un peu de submatité en ce point. — Soir, T. 37°,5.

11. T. Matin, 36°,8. La fistule est complètement cicatrisée. L'épan-chement pleural a disparu ; le malade quittera l'hôpital le 13 cou-rant.

Réflexions.— L'observation Gerbel, qui diffère un peu de la seconde, est instructive à plusieurs points de vue. Notre ma-lade n'a pas, ce nous semble, été placé dans les conditions ordi-naires du traitement, puisqu'on l'a soigné en même temps d'une pleurésie dont la marche a eu certainement une influence sur la guérison de l'hydrocèle. Un refroidissement causé par une promenade du malade, quelques jours avant l'opération, a été la cause de ce contre-temps. Ajoutons à ce premier inconvénient celui d'un petit abcès superficiel formé dans le tissu cellulaire du scrotum et qui a produit une fistule ne donnant issue qu'à de la sérosité pendant plusieurs jours.

Cet accident aurait sans doute été évité avec la mise à de-meure du drain, que les chirurgiens emploient ordinairement. Malgré ces complications, peu graves en réalité, nous voyons notre malade en état de quitter l'hôpital au bout d'une quinzaine de jours. La température ne s'est élevée à 39° qu'une seule fois et le soir, pour redescendre à 37° le lendemain matin. Nous avons remarqué également que cette hyperthermie coïncidait avec jour où le petit abcès du tissu cellulaire s'est formé. Le simple débridement du point enflammé, pratiqué bientôt après, a ramené la courbe thermométrique à la normale.

Louis Käch, charpentier genevois, est âgé de 23 ans. Son père et sa mère sont inconnus. Il a trois oncles dont la santé est bonne. Aucune maladie antérieure. Le malade déclare qu'il n'a jamais eu de blennorrhagie, mais il se souvient qu'il y a une année environ, à la suite de libations un peu copieuses, il éprouva une sensation de chaleur et de cuisson dans le canal de l'urèthre. Après la miction, il s'écoula un peu de sang par la verge. Ce léger échauffement ne dura que quatre jours. Käch a fait, il y a six mois, une chute sur une poutre. La région de la fesse droite a été seule atteinte, le périnée n'a pas été touché. Du reste, le malade ne s'est jamais ressenti de cet accident. Depuis cinq semaines seulement, notre patient a vu son scrotum augmenter de volume; il éprouvait alors une sensation de gonflement indolore. La marche n'était pas entravée, puisqu'il vient du service militaire, où il a manœuvré pendant trois semaines en portant un suspensoir.

L'état actuel de notre malade est le suivant. C'est un jeune homme pâle, mais fortement musclé. Il tousse quelquefois et transpire un peu la nuit. A l'auscultation, le cœur et les poumons sont sains. Le scrotum gauche est normal. Sur le droit, on constate une tumeur ovoïde, dont la grosse extrémité est dirigée en bas; elle a la forme d'un bissac. Pas de changement de coloration à la peau. La température des deux scrotums est la même. Les tuniques qui composent les bourses glissent facilement sur la tumeur, qui est irréductible, mais elles paraissent assez tendues. La fluctuation n'est pas très saillante, à cause de la tension de la peau. L'examen fait à la lampe indique une transparence complète de la tumeur. Le testicule n'est pas aperçu.

Opération de cette hydrocèle le 26 septembre. L'incision large est faite par M. le professeur Julliard. Elle avait au moins 10 centimètres. *Pas d'anesthésie*, même locale. Un liquide jaune citrin sort de la cavité vaginale. Les feuillets pariétal et viscéral sont recouverts d'extravasats sanguins récents et d'un rouge vif. Pas de lavage de la tunique vaginale ; résection partielle de cette dernière et suture de la séreuse, sans drain. Suture complète du scrotum. Le spray a fonctionné dès le début de l'incision. L'opération et le pansement ont duré *quinze minutes*. M. Julliard n'a pas eu à lier d'artères. Käch est resté immobile pendant tout le temps des manœuvres ; un verre de vin bu au moment des sutures lui a fait oublier les piqûres de l'aiguille.

La journée s'est passée sans aucun accident. T. le soir, 37°,6. Pendant la nuit notre malade a peu dormi.

Jeudi 27. T. matin, 37°,5. L'état général est excellent; le pansement, tenant bien, n'est pas changé. — T. soir, 38°

Vendredi 28. Le malade a bien dormi. Pansement. On enlève les sutures, la réunion de la plaie est complète; la peau n'est pas tendue, ni rouge, ni douloureuse. Appétit bon, langue nette. — Lavage de la plaie avec une solution phéniquée à 1/4 %. — T. soir, 37°,6.

Samedi 29. T. matin, 37°,5. — Soir, 37°,6.

Dimanche 30. matin, état général toujours bon. T. 37°,6. — Soir, 37°,5.

Lundi 1er octobre. T. matin, 37°,2. — Soir, 37°,7.

Mardi 2. Pansement; la plaie reste réunie, pas de suppuration. On supprime le Lister pour recouvrir le scrotum d'un peu de coton retenu par un suspensoir. T. matin, 37°,1. — Soir, 37°,4. Le malade se lèvera aujourd'hui.

Mercredi 3. T. matin. 36°,8. — Soir, 36°,9.

Jeudi 4. T. matin, 36°,7. — Soir, 36°,8.

Vendredi 5. Le malade quitte l'hôpital, parfaitement guéri depuis deux jours.

En résumé, Käch est resté en traitement un temps très court et sans présenter d'élévation de température.

OBSERVATION III.

(Personnelle.)

Étienne Vincent, agriculteur à Chaumont (Haute-Savoie). Ce malade, né en 1811, n'a plus qu'une sœur dont la santé est bonne. A l'âge de 30 ans, il a eu deux pleurésies dont il s'est parfaitement guéri. Pas d'autres antécédents morbides. Au mois de février 1883, Vincent remarqua que son scrotum, du côté gauche, augmentait de volume. Il alla consulter en avril le Dr Chatenoux (de Frangy), qui lui ordonna des frictions avec une pommade. Ce moyen amena une irritation de la peau des bourses, qui se couvrit de boutons sans diminuer la tumeur. Le malade la vit augmenter peu à peu, sans douleur. Il ne signale que quelques élancements à la suite de la fatigue qu'il éprouvait en marchant longtemps.

Vincent entre à l'hôpital de Genève le 9 octobre 1883. L'examen du scrotum à gauche nous met en présence d'une tumeur très allongée et piriforme. Son volume est assez important. La peau en est normale, entièrement mobile, sans changement de coloration ; elle est tendue et permet de constater la fluctuation de la tumeur. Celle-ci est également mate, transparente, irréductible et rénitente. Elle ne se prolonge pas vers l'anneau inguinal. Le testicule, appréciable au toucher, se trouve à la partie inférieure du scrotum.

11 octobre. Bain soufré. Opération le 22, sans anesthésie. Une incision de 10 centim. est faite sur le scrotum, avec les bénéfices du spray phéniqué. A l'inspection de la séreuse, on trouve deux kystes assez gros situés, l'un sur la tunique vaginale, l'autre sur le testicule. M. le professeur Julliard les excise. Cette dernière opération ayant occasionné un léger suintement sanguin, on remplit la cavité d'éponges phéniquées, qui y restent quelques minutes. Suture séparée de la tunique vaginale préalablement réséquée. Même opération pour le scrotum. Un petit drain est placé à la partie inférieure de l'incision scrotale. Le liquide jaune de l'hydropisie laisse déposer des flocons de fibrine. L'opération et le pansement n'ont duré que vingt-cinq minutes. Pendant tout le temps des manœuvres, le malade ne s'est pas plaint une seule fois.

La journée s'est passée sans aucun incident. — T. soir, 37°,1.

Nous revoyons le malade le 23 au matin. La nuit a été peu agitée, Vincent a un peu dormi ; il n'accuse que quelques picotements à la plaie. T. 37°. Pansement intact. — T. soir, 37°,9.

Mercredi 24. Le malade va être pansé. Nuit bonne, les élancements de la plaie ont disparu. T. matin, 37°,2. Les pièces du pansement sont enlevées presque intactes ; la plaie est réunie par première intention, sauf à l'endroit du drain, qui est d'un très petit calibre. On supprime le tube en caoutchouc, ainsi que les sutures. L'aspect de la plaie est excellent ; elle n'est ni rouge, ni douloureuse, ni tuméfiée. Le testicule n'est pas sensible à la palpation. — T. soir, 37°,5.

Jeudi 25. T. matin, 37°. Bonne nuit, l'appétit revient. Nous n'avons rien d'anormal à signaler. — T. soir, 37°,5.

Vendredi 26. T. matin 37°,2. Le patient ne souffre pas du tout, on fera son pansement le 27. — T. soir, 37°,3.

Samedi 27, T. 37°,1. Pansement léger au coton, suspensoir. La plaie est réunie complètement. Testicule indolore à la pression. Notre malade, guéri, pourra se lever. Au sixième jour, tout marche à souhait. — T. soir, 37°,6.

28. T. matin 37°. Même état. — T. soir, 37°,6. Le malade se promène dans le service.

29. T. matin, 37°. — T. soir, 37°,1. Le malade partira le 30, complètement guéri.

OBSERVATION IV [1].

Roth, Ulrich, 44 ans, couvreur, entre le 24 janvier 1881 dans le service de M. J.-L. Reverdin; sort le 24 février 1881.

Roth dit n'avoir jamais été malade; en particulier, il affirme n'avoir eu aucune affection vénérienne.

Il y a quinze ou seize mois environ que le malade s'est aperçu qu'il avait, dans la région des bourses à droite, une tumeur peu volumineuse; elle a graduellement augmenté, sans lui causer de douleurs, jusqu'au commencement de janvier. Depuis quinze jours, sans cause connue, sans traumatisme, la tumeur a pris tout à coup un développement beaucoup plus rapide; elle aurait, dans cet espace de temps, augmenté d'un tiers environ, du reste sans occasionner plus de douleurs qu'auparavant.

Jeudi 20 janvier, soir. Il était assis tranquillement sur une chaise quand, tout à coup, il a ressenti comme une piqûre dans les bourses; il a vu que celles-ci gonflaient et changeaient de couleur; en une demi-heure, elles étaient devenues rouge bleuâtre. Il s'est mis aussitôt au lit; mais, malgré le repos, la tumeur a encore augmenté de volume pendant la nuit et les jours suivants. Le Dr Sylvestre, appelé auprès de lui, constate le 21, à deux heures de l'après-midi, que les dimensions des bourses sont les suivantes :

[1] De l'hydro-hématocèle par rupture de la tunique vaginale; par Jacques-L. Reverdin, professeur à la Faculté de Médecine de Genève. Paris, 1883.

De l'anneau inguinal au sommet de la tumeur, 30 centim.

De la racine de la verge au sommet de la tumeur, 18 —

Diamètre transversal maximum.............. 15 —

Circonférence maximum.................. 47 —

Le soir, le professeur Reverdin le voit avec le Dr Sylvestre et le fait entrer à l'hôpital.

22. Le volume de la tumeur s'est encore accru ; voici ses dimensions à 10 heures du matin :

De l'anneau inguinal au sommet de la tumeur, 33 centim.

De la racine de la verge au sommet de la tumeur, 21 —

Circonférence maximum.................. 50 —

La tumeur est piriforme et englobe toutes les bourses; le raphé forme une ligne oblique qui partage la tumeur en deux parties ; à gauche du raphé, sous la peau infiltrée, on trouve le testicule, qui paraît sain ; la partie droite est beaucoup plus volumineuse et forme le sommet; elle représente une masse ovoïde qui ne s'arrête en haut qu'à l'orifice inguinal; dans cette partie droite, on constate une fluctuation exquise ; on a même une sensation de flot par le tapotement; la palpitation révèle une mollesse élastique. Teinte ecchymotique, bleuâtre en avant, noirâtre à la partie postérieure et sur le fourreau de la verge; malgré le volume de la tumeur, la verge fait encore une saillie de 6 centim. Pas de transparence ; matité absolue à la percussion. Fièvre ; 38°,1.

M. Reverdin procède immédiatement à l'opération.

Une incision de 12 centim. est faite en avant et à droite et traverse les différentes couches du scrotum infiltrées de sang ; on arrive dans une sorte de cavité remplie de sang et de caillots, et tapissée en partie extérieurement par une membrane lisse, présentant l'aspect d'une mince lame fibreuse; c'est surtout entre cette membrane de la tunique vaginale que les caillots se trouvent accumulés. Après les avoir rapidement enlevés, on voit s'écouler de la cavité vaginale un liquide séro-sanguinolent ; la tunique vaginale présente sur sa partie antérieure et moyenne un orifice à lèvres irrégulières, un peu noirâtres, qui permet l'entrée d'une des branches d'une paire de ciseaux; l'ouverture est alors agrandie de haut en bas largement ; la tunique vaginale est épaissie ; le testicule est sain. Lavage de la cavité vaginale et de toute la plaie avec la solution phéniquée à 2 1/2 %. Nous ne voyons aucune branche artérielle d'où ait pu provenir le sang;

l'hémorrhagie paraît arrêtée. Ligatures au catgut des artérioles cou-
pées pendant l'incision et qui ont été saisies avec des pinces au fur
et à mesure.

Sept sutures profondes traversant à la fois les deux lèvres de l'incision cutanée et les deux lèvres de l'incision de la tunique vaginale ;
quatre sutures superficielles, toutes faites avec le catgut ; deux drains
résorbables ont été placés jusqu'au contact du testicule. — Pansement
de Lister.

La quantité de liquide évacué se monte à 1,500 gram. environ. Le
patient a très bien supporté l'*opération sans anesthésie*.

Un petit lambeau de la membrane qui limitait en dehors la masse
du sang et des caillots a été réséqué pour être examiné à l'œil nu ; elle
a l'aspect d'un tissu fibreux, nacré, comme une aponévrose mince ;
l'examen histologique, fait par M. le professeur Zahn, a montré
qu'elle était réellement constituée par du tissu fibreux.

Soir. Pouls fréquent. T. axillaire, 38°,8. Pas de douleurs.

23. 38°,2. Le malade a mal dormi et se plaint de la pression du
pansement ; la verge est œdématiée. — On débride le bandage à ce
niveau. — Soir, 38°,7.

24. 38°,4. Malaise, céphalalgie, urines chargées, pas d'appétit.
— Deux paquets de sulfate de quinine de 0,25. — Soir, 39°,3.

25. 38°,7. Même état ; quatre paquets de quinine. — Soir, 40°,3.

26. 39°,4. Premier changement de pansement ; les bourses se sont
beaucoup dégorgées ; la plaie a très bon aspect, la réunion paraît se
faire. — Pansement de Lister. — Soir, 39°7.

27. 38°,8. — Soir, 39°.

28. 38°1. Second changement de pansement. La tumeur a encore
beaucoup diminué, la réunion est faite, sauf au niveau des drains ;
l'état général est bon, l'appétit et le sommeil sont revenus. — On enlève les sutures superficielles. — Soir, 37°,8.

29. 37°,8. — Soir, 37°,9.

30. 37°,8. — Soir, 38°,1.

31. 37°,6. Troisième changement de pansement. La diminution
continue, la réunion est définitive ; au niveau des drains, on voit des
bourgeons charnus recouverts d'une couche fibreuse ; l'état général
est très bon. — On enlève les sutures profondes. — Soir, 38°.

1er février. 37°,6. — Soir, 37°,6.

2. 37°,1. — Soir, 37°,2.

3. 37°,4. — Soir, 37°,3. Depuis lors, l'apyrexie continue jusqu'à la sortie du malade.

4. Dernier pansement de Lister ; il s'écoule une petite quantité de pus clair au niveau des drains.

8. Le pansement est fait avec un simple suspensoir ; la suppuration, très légère, diminue rapidement. Le 15, on constate que la testicule paraît encore gros, mais a diminué et n'est pas douloureux ; le malade se lève depuis quelques jours et se trouve très bien.

Il sort le 24; là cicatrisation n'est pas encore absolument complète, mais il est très bien du reste ; les bourses à droite ont encore presque le volume du poing.

Quinze jours après, la cicatrisation était complètement terminée. Depuis lors, l'opéré, que je viens de revoir, s'est toujours bien porté ; il n'a jamais rien ressenti du côté des bourses ; la cicatrice est souple, le testicule mobile, normal ; il n'y a pas trace d'induration ni d'épanchement (17 janvier 1883).

Il est à noter que, malgré l'élévation de la température, il n'y a eu aucune trace de septicité locale, mais il y avait beaucoup de sang infiltré dans les tissus; c'est sa résorption qui explique peut-être l'élévation de la température, quoique ce sang ne se soit pas altéré ; du reste, avant l'opération, nous trouvions déjà 38°,1, et cela vient à l'appui de notre supposition.

OBSERVATION V.

Ducimetière, 45 ans, agriculteur, entre le 22 février 1881 dans le service de M. J.-L. Reverdin et sort le 14 mars.

Au printemps de 1878, le malade, qui dit n'avoir jamais eu de maladies vénériennes, s'est aperçu pour la première fois que son testicule gauche devenait gros ; d'après lui, il aurait acquis en six jours le volume d'une poire. Il a consulté alors le Dr Mégevand, qui lui a conseillé la ponction ; il ne l'a pas acceptée, quoique la tumeur le gênât dans son travail et lui causât des douleurs, une sensation de pesanteur et de ballottement dans le bas-ventre ; il n'y a rien fait pendant deux ans.

L'année dernière au printemps, le Dr Roussel a ponctionné la tumeur : il en est sorti un liquide limpide, jaunâtre ; le malade est resté un jour au lit et a repris son travail ; environ un mois après,

7

la tumeur a réapparu et grossi peu à peu, elle a repris tout son volume.

Il y a douze jours, en grimpant à un arbre, le malade a ressenti une douleur assez vive dans le testicule ; il a été obligé de se mettre au lit ; les bourses se sont tuméfiées et ont pris une coloration rouge noir. Le Dr Roussel est venu le troisième jour et a fait une nouvelle ponction ; il est sorti environ deux verres d'un liquide noir épais, mêlé à un liquide clair. Deux jours après, la tumeur était aussi grosse qu'avant la ponction.

Le malade entre à l'hôpital le 22 février, sur le conseil du Dr Ducellier.

État actuel. Les bourses forment une tumeur volumineuse assez bien limitée, et s'arrêtant en haut au niveau de l'orifice inguinal gauche ; elles présentent une teinte ecchymotique rouge noir ; la fluctuation est plus nette, la transparence est nulle. A droite, le testicule, facile à sentir, paraît normal. Les dimensions de la tumeur sont les suivantes :

De l'anneau inguinal au sommet de la tumeur. ... 17 centim.
De la racine de la verge au sommet de la tumeur.. 13   —
Circonférence maximum..., ... 33   —

L'opération est pratiquée le 24 février 1881. Chloroforme, incision s'étendant de l'anneau inguinal au sommet de la tumeur en avant ; on divise les différentes couches du scrotum et l'on arrive directement sur le testicule, qui se trouvait en inversion et dont la substance propre fait hernie à travers une courte incision faite dans l'albuginée ; je passe alors plus en dedans et j'arrive dans le foyer ; nous constatons que la vaginale présente une perforation à bords déchiquetés, irrégulière de couleur foncée (j'en excise une partie pour l'examen, malheureusement la pièce a été égarée). En dehors de la vaginale, entre elle et la tunique fibreuse, se trouve une grande quantité de caillots noirs ; la cavité vaginale elle-même renferme un liquide clair, séro-sanguinolent, qui s'écoule complètement une fois la séreuse largement incisée. La surface interne de la vaginale est inégale ; sur le testicule on observe un grand nombre de verrucosités de consistance dure que l'on excise.

Lavage de la plaie et de la cavité avec la solution phéniquée à 5 %. On recoud la plaie de la tunique albuginée avec trois points de catgut.

Suture de la plaie au catgut ; les fils traversent à la fois la peau et la vaginale ; deux drains résorbables.

Pansement de Lister avec éponges compressives.

Pas plus que dans l'autre cas, nous n'avons trouvé le ou les vaisseaux qui avaient fourni l'hémorrhagie.

Le malade avait eu le 23 février 37°,5 le matin, 38°,1 le soir, 37°,6 le 24 au matin ; le soir de l'opération, il a 37°,9; pouls à 84, urines normales ; il se sent très bien.

25. T. 37°; le pansement comprime un peu trop, il y a de l'œdème de la verge. — On débride le bandage. — Soir, 37°,8.

26. T. 37°,3. — On change le pansement ; la plaie a très bon aspect ; suintement très modéré, état général bon, appétit. — Soir, 37°,4.

27. 37°,1. — Soir, 37°,6.

28. 37°,4. — Soir, 37°,7.

1er mars. 37°,2. — Pansement ; léger suintement sanguinolent ; réunion par première intention ; les sutures sont tombées, on voit les drains remplis d'un caillot ; la tumeur a notablement diminué et est moins dure. État général très bon. — Soir, 37°,4.

A partir de ce jour, la température n'a jamais dépassé 37°,6 le soir, ni 37°,3 le matin.

5. Pansement. Réunion complète, sauf au niveau des drains ; ceux-ci ne fournissent qu'un suintement séro-sanguinolent; la tumeur diminue de volume et de consistance.

10. On remplace le pansement de Lister par un suspensoir rempli d'ouate salicylée ; les drains ne sont pas encore complètement résorbés.

14. Le malade quitte l'hôpital : la tumeur présente encore un certain volume ; elle est beaucoup moins dure que quelques jours auparavant. La cicatrisation est terminée, sauf en deux petits points où l'on touche le bourgeon avec la pierre.

Je ne l'ai malheureusement pas revu depuis.

OBSERVATION VI.

D'W..., 32 ans. N'a jamais eu de maladie vénérienne ni d'affection quelconque des organes génito-urinaires, à l'exception d'une hydrocèle droite. Cette affection date de loin. En 1861, il avait déjà remarqué que la bourse droite était un peu plus volumineuse que la gauche. Cette disproportion s'accrut lentement ; en 1872, la bourse droite atteignait plus que le volume d'un gros œuf de poule. A cette époque, il était étudiant en médecine et se savait atteint d'une hydrocèle qu'on lui proposa d'opérer par l'électrolyse. L'hydrocèle ne parut pas se développer sensiblement pendant les années suivantes ; elle ne l'incommodait pas, quoiqu'il marchât beaucoup, et ne le gênait même pas pour monter à cheval; aussi ne donna-t-il pas suite à plusieurs propositions d'opération qui lui furent faites. En 1881, l'hydrocèle avait un peu augmenté, ce dont il s'aperçut en faisant un service militaire pendant l'été avec de l'artillerie. Le long séjour à cheval qu'entraînait ·ce service lui devenait pénible ; à quelques reprises, il se froissa la bourse contre le pommeau de la selle, et le dernier jour de service il avait de la peine à se bien maintenir en selle à une allure un peu vive ; le fait de serrer les cuisses lui occasionnait de la douleur au niveau des adducteurs, et la position normale sur la fourchette déterminait de la douleur le long des cordons jusque dans l'abdomen.

Rentré chez lui, il reprit ses occupations, entraînant des marches répétées; il commençait à être gêné par le poids de l'organe, qui augmentait sensiblement de volume. Enfin, vers le commencement de décembre, il se fit brusquement un accroissement très rapide et les bourses acquirent, en peu de temps, un volume égal à celui des deux poings. La peau du scrotum était tendue, amincie, et des douleurs plus ou moins vives se faisaient sentir, même au repos, dans le cordon.

Ayant montré l'hydrocèle à son excellent ami le Dr Auguste Reverdin, celui-ci l'engagea à ne plus tarder à se faire opérer, et le surlendemain 7 décembre, ce chirurgien, aidé de M. le professeur Reverdin, lui pratiquait l'opération radicale.

On ne trouva pas de corps étranger dans la tunique vaginale, mais un petit kyste de l'hydatide qui fut incisé. La vaginale était rouge et marbrée de plaques irrégulières d'un gris jaunâtre.

L'opération fut pratiquée sans *anesthésie* et avec toutes les précautions les plus minutieuses de la méthode de Lister. Le pansement fut fait aussi suivant la méthode antiseptique, aussi n'y eut-il pas la moindre trace de fièvre. Le drain était enlevé quatre jours après l'opération, et la cicatrisation se fit par première intention sans laisser même de fistulette. Moins de quinze jours après, le Dr W... reprenait ses occupations et portait, par mesure de précaution, un suspensoir qu'il garda à peine deux mois.

Actuellement, janvier 1883, la cicatrice très peu apparente, n'a que 4 centim. de longueur et le testicule a repris une partie de sa mobilité.

Quant à la douleur de l'opération, le Dr W... doit déclarer qu'elle n'est pas ce qu'on serait tenté de croire. *L'incision de la peau est si rapide qu'elle compte à peine ; la ponction et l'incision de la vaginale ne déterminent qu'une sensation sourde et obtuse. Il n'a souffert vivement que quand son ami* A. Reverdin souleva du bout des doigts son testicule pour le lui montrer, et pendant le lavage de la tunique avec une solution phéniquée au 5 %. *Les ligatures et les sutures provoquent une sensation très désagréable et énervante, mais c'est tout.*

Après l'opération et pendant les jours qui suivirent, *point de ces douleurs abdominales et lombaires qu'on observe après* l'injection iodée. Le Dr W... souffrit seulement de douleurs très vives dans les muscles pectoraux et dans ceux de la région supérieure du tronc ; mais il est rhumatisant et s'était refroidi sur la table d'opération. Ces douleurs, qui n'apparurent que le lendemain de l'opération, durèrent quatre jours et passèrent spontanément ; il n'y opposa que la morphine le soir, des frictions chloroformées.

Quant à la cause de cette hydrocèle, il ne saurait l'établir sûrement ; peut-être provient-elle d'un coup reçu au collège, à l'époque où il observa pour la première fois une différence dans le volume respectif des deux bourses.

RÉFLEXIONS. — Cette observation est instructive à plusieurs points de vue. Elle nous permet d'assister à toutes les phases de l'opération et d'enregistrer les impressions du patient. Nous voyons que les manœuvres ont été parfaitement supportées sans les bénéfices de l'anesthésie. La douleur provoquée par l'incision et les sutures ne sont donc pas bien terribles. Ajoutons, pour terminer, que le chirurgien se trouvera rarement en face de clients qui, comme le Dr Wartmann, désireront constater l'état de leur testicule. Les tiraillements que nécessite une semblable manœuvre sont certainement très douloureux pour le malade, qui, étendu sur une table d'opération, se soulève pour regarder ses organes génitaux. Il n'y a qu'un médecin qui puisse désirer ce temps imprévu de la cure radicale de l'hydrocèle.

Les OBSERVATIONS suivantes sont tirées de l'excellent travail du Dr Alfred Genzmer, de Halle (Allemagne), intitulé : *Die Hydrocele und ihre Heilung durch den Schnitt bei antiseptischer Wundbehandlung* (extrait de *Sammlung klinischer Vorträge* von Richard Wolkmann, n° 135, Leipzig, 1878).

OBSERVATION VII.

Guillaume Laug, 23 ans. Contusion du testicule quatre ans auparavant ; depuis ce temps, gonflement du scrotum. Plusieurs ponctions avec injections iodées restent sans résultat. Hydrocèle de volume moyen à gauche. Le 9 février 1874, opération ; fièvre traumatique pendant neuf jours, le maximum thermique a été 40°,5. Il sort dix-sept jours après ; il n'a jamais été revu depuis.

OBSERVATION VIII.

Martin Joachim, 18 ans. Hydrocèle droite, traitée par l'injection iodée sans succès. Le 4 janvier 1875, opération. La tunique vaginale est complètement remplie de produits calcaires du volume de graines de pavot. Marche sans fièvre. Réunion complète par première intention. Sort le vingt-sixième jour. N'a jamais été revu depuis.

OBSERVATION IX.

Frédéric Ribbe, 53 ans. Il est porteur depuis huit ans, sans en connaître la cause, d'une hydrocèle gauche non encore traitée, qui est ovale, de la grosseur d'une tête d'enfant, absolument transparente ; elle présente en avant une saillie bosselée fluctuante Le cordon spermatique droit porte un petit kyste du volume d'une noisette. Le 17 février 1875, opération. Le testicule adhérent en avant est normal. La tunique vaginale est remplie d'excroissances en houppe et de bosselures mamelonnées. Fièvre légère pendant six jours. Il sort le vingt-deuxième jour. Revu en 1877, sans récidive ni incommodité.

OBSERVATION X.

Frédéric Einecke, 52 ans. Hydrocèle ancienne à droite, du volume d'une tête d'oie, arrondie, non transparente. Le testicule se trouve à la partie inférieure. Opération le 17 avril 1875. La paroi de l'hydrocèle présente une épaisseur de presque un centimètre ;

elle est fibreuse, légèrement mamelonnée, mais seulement vers la partie supérieure. Fièvre forte pendant deux jours. Il sort le quatorzième jour. Revu en 1877, sans récidive.

OBSERVATION XI.

Franz Knorre, 20 ans. Dans le courant de l'année, formation d'une hydrocèle de la grosseur d'une tête d'oie. Testicule en arrière. Le 7 mai 1875, opération des deux côtés. Du côté droit et à côté du testicule, est un kyste du volume d'une noix, qui est enlevé (il ne renfermait aucun spermatozoïde). La tunique vaginale est épaisse et comme recouverte de pustules. Légère fièvre pendant six jours. Il sort le seizième jour. Ce malade n'a pas été revu.

OBSERVATION XII.

Guillaume Knüpfer, 57 ans. Depuis un an, et à la suite d'une contusion contre le pommeau d'une selle, hydrocèle gauche du volume d'une tête d'oie, fortement étranglée transversalement. Opération le 27 mai 1876. On ne pratique qu'une petite incision à la tunique vaginale, dont les bords sont suturés avec la peau. Marche sans fièvre; il sort le sixième jour. Quatre semaines plus tard, le patient se présente; il est guéri et la cicatrice n'est pas adhérente au testicule. Plus tard, le malade a eu une récidive.

OBSERVATION XIII.

Ferdinand Röder, 27 ans. Depuis cinq ans, gonorrhée qui n'a guéri que peu à peu. Depuis six mois, gonflement du scrotum du côté gauche. Actuellement, hydrocèle du volume du poing et d'une consistance élastique. Le cordon spermatique est nettement épaissi. Opération le 6 juillet 1875. La tunique vaginale, épaissie, est recouverte de flexuosités vasculaires richement entremêlées. Le testicule est volumineux et dur. Une incision faite au testicule montre au centre, deux foyers d'inflammation, dont l'un, gros comme une noix, est ramolli en son milieu, tandis que l'autre, plus petit, ne l'est pas encore. Le raclage du premier est fait à l'aide de la curette tranchante. Après suture de la tunique vaginale à la peau, les bords de la plaie faite au testicule sont également suturés avec du catgut aux bords de la plaie elle-même, de façon à laisser ouvert le foyer raclé. L'examen microscopique des parties enlevées à la curette montre une

membrane de nouvelle formation, très vasculaire, légèrement va-
cuolaire et en voie de transformation graisseuse (orchite caséeuse).
La marche de la maladie s'est effectuée sans fièvre, sauf une fois où
l'on observa 38°,2. Au quatorzième jour, il sort. Il n'a pas été revu
depuis.

OBSERVATION XIV.

Guillaume Bremer, 38 ans. Gonorrhée datant de neuf ans. Depuis
neuf mois, gonflement du scrotum du côté droit, qui, étant actuellement du volume du poing, remonte très haut. Le testicule est à la
partie inférieure. Le 8 mars 1877, opération ; la tunique vaginale se
montre épaisse et fortement hyperémiée en dedans ; au testicule est
attachée une masse fibro-cartilagineuse en forme de bouclier. Fièvre
légère pendant trois jours. Sortie le douzième jour. En 1877, pas de
récidive.

OBSERVATION XV.

Frédéric Starklopf, 32 ans. Hydrocèle droite depuis quatre ans,
deux fois ponctionnée sans résultat durant l'année ; actuellement,
elle a le volume du poing et remonte dans le canal inguinal. Testicule en arrière. Opération le 31 août 1875. Marche complètement sans
fièvre. Sort le dixième jour parfaitement guéri de ses douleurs et
débarrassé de son infirmité, mais conservant encore son testicule
légèrement plus volumineux qu'à l'état normal (c'est du moins ce
qu'il nous a écrit).

OBSERVATION XVI.

Fritz Lehmann, 22 ans. Atteint d'un léger hypospadias ; il y a six
ans, étant à cheval, il s'est contusionné le scrotum, dont le côté gauche est resté depuis lors tuméfié. Depuis huit mois, gonorrhée. Depuis
six mois, le côté droit de son scrotum a aussi augmenté de volume.
Aujourd'hui, hydrocèle double, de grosseur moyenne, complètement
molle. Le testicule est en arrière. Le 19 août 1875, opération de l'hydrocèle gauche. La tunique vaginale est saine, mais le mésorchium
est allongé et ramolli. L'hydrocèle n'a pas récidivé.

OBSERVATION XVII.

Ferdinand Zobel, 36 ans. Depuis quatre ans, hydrocèle droite du
volume d'une tête d'enfant, remontant jusque dans le canal inguinal.

Étiologie inconnue. Testicule en arrière. Opération le 22 septembre 1875. Rien de particulier à noter. Fièvre légère durant les deux premiers jours. Il sort le huitième jour. Pas de récidive.

OBSERVATION XVIII.

M. Donath, 60 ans. Hydrocèle gauche très volumineuse, remontant jusque dans le canal inguinal. Opération le 11 octobre 1875. Après l'incision, reste un cul-de-sac profond, long de 8 centim. et remontant du côté du canal ; il est drainé. Marche, sans fièvre, sauf une fois ; élévation thermique à 38°,2. Sort le huitième jour. Pas de récidive.

OBSERVATION XIX.

Herr Reuter, 27 ans (de Halle). Est porteur depuis trois ans d'une orchite avec épididymite accompagnées d'une gonorrhée persistante. Hydrocèle ayant débuté il y a huit mois ; située du côté gauche, grosse comme le poing ; le testicule est situé en arrière. Opération le 19 octobre 1875. Le testicule et l'épididyme sont quelque peu augmentés de volume ; une quantité de petites efflorescences sur la face interne de la tunique vaginale. La marche s'est effectuée sans fièvre ; le malade sort le sixième jour. Pas de récidive.

OBSERVATION XX.

M. Bellin, 59 ans (de Quedlinburg). Hydrocèle du côté gauche grosse comme le poing, survenue depuis huit mois sans cause connue ; on ne distingue pas le testicule. Opération le 5 novembre 1875. Testicule situé en arrière et normal. Tache rouge brun sur la tunique vaginale. Pas de fièvre ; il sort le onzième jour. Pas de récidive.

OBSERVATION XXI.

Les Observations xv et xvi proviennent de l'année 1873 et se trouvent rapportées dans les ouvrages de Wolkmann (*Zur Chir.*, pag. 369). Il est question d'un cas relatif à une hydrocèle simple, s'étant reproduite après plusieurs ponctions successives qui fournirent un liquide sanguinolent. Pendant l'opération, on observe que le contenu de la tunique vaginale épaissie présente une belle couleur de bière. Dans l'une et l'autre observation, on dut exciser une partie des parois sclérosées. Les malades n'eurent qu'une fièvre modérée, cependant la

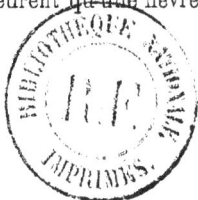

guérison se fit attendre plus longtemps que l'on ne devait le supposer.

OBSERVATION XXII.

L'Observation XVII se rapporte à un cas d'hématocèle qui fut traitée,
après avoir enlevé tous les caillots de sang et la poche, de la même
manière et avec le même résultat qu'une hydrocèle. La marche, sauf
une seule poussée thermique, s'effectua sans fièvre.

OBSERVATION XXIII.

Christian Otto, 46 ans (d'Aschersleben). Hydrocèle grosse comme
les deux poings réunis, située du côté droit, remontant dans le canal
inguinal, et datant d'un an ; étiologie inconnue. On sent le testicule
en bas et en arrière. Opération le 7 décembre 1875. La tunique vaginale est unie, à peine épaissie. Un drain fut placé dans le cul-de-sac
supérieur remontant jusqu'à l'anneau inguinal. La marche s'effectua
sans fièvre, sauf une élévation thermique à 38°,4. Après six jours,
le patient put sortir. Pas de récidive; toutefois le malade éprouve encore pendant quelque temps de la douleur dans le testicule et le cordon spermatique.

OBSERVATION XXIV.

Philippe Wehling, 43 ans (de Schlechteritz). Depuis huit ans,
il souffre d'une gonorrhée ; depuis un an, il a aperçu un gonflement
dans la moitié droite du scrotum. Du côté gauche, une hydrocèle distendue, deux fois grosse comme le poing, qui s'étend largement jusqu'à l'anneau inguinal. Le testicule est situé en arrière et il est
augmenté de volume comme le droit, autour duquel existe aussi un
léger épanchement. Opération le 2 janvier 1876. Le testicule, passable-
ment gros, est retenu à la paroi, à sa partie inférieure, par une adhérence très solide du volume d'un crayon. L'épiderme est épaissi ; la
cloison présente par masses anciennes une altération dans sa couleur. Destruction des adhérences. L'opération détermine un épanchement de sang dans le tissu cellulaire de la peau du scrotum. La marche de la plaie fut favorable, sauf, durant quatre jours, une hyperthermie due à l'érythème phéniqué. Le malade sort le treizième jour.
Pas de récidive.

OBSERVATION XXV.

Louis Burggraaf, 46 ans (d'Eisleben). Hydrocèle du côté gauche, sans cause connue, formée depuis vingt ans, étant devenue de la grosseur des deux poings, fortement tendue. Opération le 27 janvier 1876. Le liquide de l'hydrocèle renferme de nombreux cristaux brillants de cholestérine; la tunique vaginale est modérément épaissie, rugueuse, par une infiltration superficielle et de petites élevures papillaires ; en outre, elle est recouverte de taches couleur de rouille. Testicule normal. La marche de la plaie, malgré un érythème dû à l'acide phénique qui occasionna des poussées thermiques répétées, fut constamment favorable. Après l'écoulement de la première semaine, survint une orchite qui dura quelque temps. Le malade sort le quatorzième jour. Pas de récidive. Cicatrice adhérente au testicule.

OBSERVATION XXVI.

Otto Kersnten, 17 ans (de Beesenlaubingen). Déclare que son père a souffert d'une hydrocèle et que son testicule gauche a toujours été un peu plus gros que le droit. Depuis six semaines, sans cause connue, un gonflement très considérable s'est produit et une certaine douleur s'est manifestée. Maintenant il existe du côté gauche une hydrocèle tendue, élastique et grosse comme le poing d'un adulte. Le malade ressent la douleur du testicule en arrière. Opération le 17 janvier 1876. Il ne se trouve rien d'anormal dans le testicule et l'épididyme, à l'exception d'un varicocèle. La cloison n'offre pas de modifications. Marche, sans fièvre. Le pansement n'est renouvelé qu'une seule fois. Après quatorze jours, le malade sort.

OBSERVATION XXVII.

Fritz Lehmann, 22 ans (de Barby) (cfr n° x). Le 29 janvier 1876, opération d'une hydrocèle située au côté droit. Sur la tête de l'épididyme, deux kystes gros comme un pois. La marche de la plaie, malgré une élévation thermique de quatre jours (érythème phéniqué), fut favorable. Après douze jours, le malade sortit. Arrivé chez lui, on voit se déclarer une orchite aiguë qui laisse subsister une légère augmentation de volume du testicule.

Friedrich Bertram, 44 ans (de Cömern). Depuis six mois, il est porteur d'une hydrocèle du côté gauche, grosse comme un fort poing
d'adulte, et remontant jusqu'au canal inguinal, au-dessous d'un sac
herniaire. Douleur caractéristique du testicule en arrière. Opération
le 1er février 1876. Le testicule et la cloison sont dans un état normal.
La marche de la maladie, sauf trois élévations de température, s'est
montrée favorable. Après un seul renouvellement du pansement, il
sort le septième jour. Pas de récidive.

Otto Wilke, 20 ans (de Schaafstedt). Depuis six ans, sans cause
connue, hydrocèle double. Du côté droit, deux injections d'iode sans
succès. L'une et l'autre hydrocèle sont peu distendues ; la droite, plus
grosse, remonte juste dans le canal inguinal. On sent distinctement
les testicules en arrière. Le 22 février 1876, opération de l'hydrocèle
droite. La tunique vaginale montre une légère pigmentation ; un petit
kyste sur le testicule. La marche de la plaie a été durant tout le temps
favorable, sauf une orchite survenue avec une élévation de température de plus d'un jour. Au dix-huitième jour, il sort. Pas de récidive.

Wilhelm Ernst, 35 ans (de Gröpzig). Depuis cinq ans, hydrocèle
sans cause connue, et trois fois ponctionnée ; actuellement grosse
comme le poing d'un adulte ; en arrière, douleur caractéristique du
testicule. Opération le 9 mars 1876. La tunique vaginale paraît épaissie, mais unie ; sur le testicule, deux petits kystes. Marche de la plaie,
très régulière ; deux fois on observe 38°,2. Le malade sort le septième
jour ; on n'a renouvelé son pansement qu'une seule fois. Il n'est
survenu aucune récidive.

Traugott Taübner, 36 ans (de Weissenfels). Hydrocèle du côté droit
développée depuis quatre ans, sans cause connue ; deux ponctions
évacuatrices. Maintenant, tumeur distendue, de la grosseur des deux
poings, remontant jusqu'au canal inguinal. Opération le 24 mars 1876.

Sur le testicule un peu tuméfié existe un kyste de la grosseur d'un haricot, avec un contenu trouble et filant, non granulé. Marche de la plaie favorable, malgré l'érythème carbolique, avec élévation de la température le soir pendant quatre jours. Le patient sort le quatorzième jour avec un testicule volumineux et douloureux ; il rentre chez lui avec une plaie à surface bourgeonnante, qui ne guérit que lentement et après formation d'un petit abcès qui donne issue à des fils de suture en soie retenus dans la plaie. Cicatrisation lente ; aucune récidive n'est survenue.

OBSERVATION XXXII.

Carl Fach, 42 ans (d'Aschersleben). Hydrocèle du côté gauche datant de deux ans, et sans cause connue ; deux fois ponctionnée ; actuellement, plus grosse que le poing, très-tendue, remontant dans le canal inguinal, transparente dans tous ses points. On ne trouve pas le testicule. Opération le 6 avril 1876. Le testicule était situé en arrière ; dans son milieu existent de petites concrétions calcaires. La tunique vaginale est anormale. Marche de la plaie, favorable, sauf élévation de température pendant deux jours jusqu'à 38°,2. Le malade sort le sixième jour. Pas de récidive.

OBSERVATION XXXIII.

Otto Bachmann, 16 ans (d'Eisleben). Le patient a subi, il y a deux ans, une contusion du scrotum qui a occasionné un gonflement du côté gauche, avec formation ultérieure d'une hydrocèle du même côté. Guérison par injection iodée ; mais depuis peu il s'est produit du côté droit un gonflement notable. Actuellement, hydrocèle distendue et élastique, de la grosseur du poing (à droite). Opération le 6 avril 1876. La tunique vaginale est légèrement épaissie, mais unie. La guérison est très favorable, au sixième jour ; le malade sort n'ayant qu'une bandelette étroite bourgeonnante. Aucune récidive n'est survenue.

OBSERVATION XXXIV.

Albert Meisner, 26 ans (de Raguhn). Depuis onze ans, sans cause connue, hydrocèle gauche qui, ponctionnée une fois, est actuellement du volume du poing. Opération le 28 avril 1876. Tunique vaginale également épaisse ; à la face antérieure du testicule normal existe un kyste de la grosseur d'une noisette. Marche de la plaie sans trouble.

Deux fois légère élévation de la température. Sort le dixième jour. Le patient n'a plus donné de ses nouvelles.

OBSERVATION XXXV.

Wilhelm Weitz, 39 ans (de Halle). Le patient, il y trois ans, étant soldat, tomba de cheval et se plaignit d'une vive douleur dans le testicule ; il fut renvoyé comme invalide. Actuellement, du côté droit, hydrocèle tendue, élastique, de la grosseur de deux poings ; on sent le testicule en bas et en arrière. Opération le 3 mai 1876. Le testicule est fortement augmenté de volume, sans modification importante du côté de la tunique vaginale. Marche favorable, sauf deux légères élévations de température. Le malade sort le neuvième jour. Pas de récidive.

OBSERVATION XXXVI.

Carl Wunderlich, 20 ans (de Halle). Depuis quatre ans, hydrocèle du côté droit, sans cause connue, de la grosseur d'un petit poing. Testicule à la partie inférieure. Opération le 16 mai 1876. Modification peu importante de la tunique ; petit kyste sur la tête de l'épididyme. Rien du côté du testicule. Marche très favorable, avec une seule fois légère élévation de la température. Il sort le septième jour. Pas de récidive.

OBSERVATION XXXVII.

Wilhelm Steigler, 32 ans (d'Heidersbach). Depuis onze ans, sans cause connue, survient une hydrocèle du côté droit, et depuis un an et demi une hydrocèle du côté gauche. Le 24 mai 1876, opération des deux hydrocèles. La tunique vaginale du côté droit est notablement épaissie et le sac est oblitéré par places. Le testicule est situé tranversalement, de telle sorte que la tête de l'épididyme se trouve en bas et en dedans. Sur le testicule existent des épaississements cicatriciels sous forme rayonnée, et en des points isolés des concrétions calcaires. Du côté gauche, quelque peu d'épaississement sur le testicule ; pendant quatre jours, légère élévation de température le soir. Le malade sort le neuvième jour. Pas de récidive.

OBSERVATION XXXVIII.

Rudolf v. H..., 31 ans (de Gera). Depuis un an, le patient a subi, étant à cheval, une violente contusion au scrotum. Au début, il se produit un gonflement qui resta stationnaire et dans ces derniers temps augmenta considérablement. Actuellement, hydrocèle des deux côtés de volume moyen, fortement distendue. On ne trouve pas la position du testicule. Le 17 juillet 1876, opération des deux côtés; les deux testicules sont situés en avant et ont de nombreuses adhérences avec les parois du sac. Marche pendant la première semaine, sans fièvre ; puis on voit apparaître pendant quelques jours, après qu'un suspensoir (benzoïque) eut été mis à la place du pansement de Lister, une forte élévation de température et, par suite, une rétention de la sécrétion dans le sac de la tunique vaginale, une orchite double intense. La marche s'améliore le quatorzième jour ; le malade sort le vingt-quatrième jour. Pas de récidive.

OBSERVATION XXXIX.

Hermann Palzer, 34 ans (de Carschwitz). Du côté gauche, hydrocèle du volume du poing, datant de trois ans et sans cause connue ; à droite également, un vestige d'épanchement. Opération le 26 juillet 1877. On ne trouve rien à noter. Marche apyrétique. Au dixième jour, le malade sort avec un testicule légèrement sensible. Pas de récidive.

OBSERVATION XL.

Auguste Paascher, 44 ans (de Cöthen). Hydrocèle gauche du volume du poing, datant de quinze ans, sans cause connue. Le 13 avril 1876, opération. Le testicule se trouve en arrière et montre des adhérences avec la tunique vaginale ; deux petites hydatides. Marche sans fièvre, sauf une fois, élévation 38°,4. Le patient sort le treizième jour. Pas de récidive.

OBSERVATION XLI.

Ernst Ehrmann, 83 ans (de Cöther). Le patient a reçu il y a cinquante ans, à cheval, une contusion violente du testicule, à la suite de laquelle subsista un gonflement stationnaire. Plus tard, il y a une dizaine d'années, une ponction donna issue à un liquide clair ; une deuxième ponction ne vit sortir que du sang. Il s'ensuivit aussitôt un nouveau gonflement accompagné d'une réaction inflammatoire très vive. Actuellement, la cavité scrotale droite, à laquelle celle du côté gauche se rattache en forme de croissant, est plus grosse qu'une tête d'enfant, mamelonnée et de consistance inégale. En avant, existe un point rouge fluctuant ; le testicule ne peut être palpé. Opération le 31 août 1876. Le contenu de la tunique, énormément épaissi, est formé par du sang. On ne trouve pas encore le testicule. Ce n'est qu'en nettoyant les parois qu'on le trouve complètement enveloppé par elles, atrophié et du volume d'une amande. Excision d'un lambeau de la paroi du sac et suture de la tunique à la peau. Bien qu'un lambeau de la peau du scrotum se soit sphacélé, la marche de la plaie fut encore très favorable et sans fièvre, sauf une seule élévation de température à 38°,2. Le patient sortit le vingt-deuxième jour et n'a plus donné depuis de ses nouvelles.

OBSERVATION XLII.

Otto Schieferdecker, 17 ans (de Schaafstedt). Gonflement de la moitié droite du scrotum depuis six mois, sans cause connue. On constata un gonflement presque de la grosseur du poing ; la tumeur tout entière est transparente, le testicule à la partie supérieure. Opération le 11 septembre 1876. La poche vaginale, complètement intacte, contenait un liquide clair ; le testicule est presque tout a fait en avant, si bien que l'épididyme se trouve en bas. A ce dernier se rattache un kyste du volume d'une noix, dont la paroi présente de riches arborisations. Le kyste est excisé : sa paroi interne est tapissée d'un épithélium cylindrique, son contenu est un liquide clair et albumineux. Marche de la plaie, complètement apyrétique. Le patient sort le sixième jour. Aucune récidive.

OBSERVATION XLIII.

Karl Finger, 26 ans (de Halle). Le patient nous rapporte qu'il a depuis sa première enfance un gonflement de la moitié droite du scrotum, lequel, sans avoir jamais suivi de traitement, a lentement atteint le volume d'une tête d'enfant. Consistance tendue, élastique ; le testicule est en arrière. Opération le 17 octobre 1876. Ni le testicule ni la tunique vaginale ne présente en aucun point de modification. Marche, sans aucune fièvre. Le malade sort le neuvième jour. Le testicule reste encore quelque temps douloureux à la pression et gonflé.

OBSERVATION XLIV.

Carl Krieg, 43 ans (de Ströbeck). Hydrocèle droite du volume d'une tête d'enfant, remontant dans le canal inguinal et ayant pris pour se recouvrir presque toute la peau du pénis. Le malade ne fournit aucun renseignement sur le début de sa maladie. Opération le 10 juin 1876. La cloison est parsemée de corps calcaires. Le testicule est normal. Marche de la plaie, apyrétique, sauf deux fois ; élévation vespérale jusqu'à 38°,2. Le patient sort le dixième jour. Pas de récidive. La cicatrice est adhérente au testicule.

OBSERVATION XLV.

Otto Kersten, 18 ans (de Beesenlaubligen). Le patient a été opéré, il y a un an, d'une hydrocèle à gauche (cfr. n° xxi. — Voir l'Observation xxi de Genzmer)... Bientôt après la guérison, sans cause connue, gonflement de la moitié droite du scrotum, qui actuellement forme une tumeur du volume du poing, piriforme à l'extrémité supérieure et complètement transparente. Opération le 23 janvier 1877 ; le testicule est en bas et la tunique vaginale à peine épaissie. Guérison par première intention. Cependant, trois fois élévation notable de la température vespérale jusqu'à 39°,1. Il sort le onzième jour. Pas de récidive.

OBSERVATION XLVI.

Friedrich Berger, 28 ans (de Bernburg). Hydrocèle du côté gauche, grosse comme le poing, datant de six ans et sans cause connue. Une injection de teinture d'iode est faite une fois sans résultat. Opération le 12 février 1877. La cloison présente une rigidité due à des épaississements étalés en séries et imbriqués comme des écailles de poisson. Marche favorable malgré la formation d'une collection purulente dans le tissu cellulaire sous-cutané, à laquelle une ponction donne issue. Deux fois la température monte à 38°,6. Il sort le treizième jour.

OBSERVATION XLVII.

Joseph Giradelli, 60 ans (de Breslau). Le patient a depuis de longues années une gonorrhée qui a entraîné à sa suite une orchite. Depuis cinq ans, et à la suite d'un traumatisme sans importance, gonflement de la région scrotale gauche. Actuellement, hydrocèle gauche de la grosseur des deux poings, en forme de poire à petite extrémité inférieure. Opération le 12 mars 1877. Le liquide de l'hydrocèle contient un amas considérable de cristaux miroitants de cholestérine. Adhérences nombreuses et filiformes réunissant le testicule à

8

la tunique vaginale. Le canal inguinal est colossalement dilaté. Drainage à la partie supérieure. Marche favorable. Le patient sort bientôt, complètement guéri, au bout de quelques semaines.

OBSERVATION XLVIII.

Paul Stolle, 29 ans (de Potsdam). Le patient souffre d'une hydrocèle du côté gauche, sans cause connue. Depuis deux ans, gonflement considérable à la suite duquel le malade commence à porter un bandage fortement compressif. L'hydrocèle, de la grosseur des deux poings, occupe complètement le canal inguinal et forme même, dans l'intérieur de la cavité abdominale, une tumeur de la grosseur d'une pomme reinette d'Allemagne. Opération le 14 mars 1877. Drainage jusque dans le canal inguinal. Marche normale, sauf la formation d'un petit abcès au niveau des points de suture. La température ne s'élève que trois fois au-dessus de la normale, et le maximum a été 38°,6. Guérison complète par première intention. Il sort le quinzième jour.

OBSERVATION XLIX.

Auguste Schubert, 34 ans (de Bitterfeld). Le patient souffre, à la suite d'une contusion datant de dix-huit ans, d'une hydrocèle du côté gauche qui a augmenté depuis ces dernières années et a actuellement le volume d'une tête d'oie. Opération le 20 mars 1877. Le testicule, autrefois normal, montre de nombreux épaississements réticulés et des adhérences multiples avec la tunique vaginale. La marche de la guérison est complètement favorable. La température s'éleva une seule fois à 38°,2. Il sort le neuvième jour.

OBSERVATION L.

Friedrich Schwalenberg, 51 ans (de Cöthen). Du côté droit, hydrocèle grosse comme le poing, datant de deux mois, et sans cause connue. La tumeur remontant jusque dans le canal inguinal est complètement fluctuante et transparente; on ne trouve pas le testicule. Opération le 5 avril 1877. Testicule, épididyme et tunique vaginale complètement normaux, sauf un léger épaississement de cette dernière. Guérison par première intention, complète malgré une élévation de température de 39°, pendant huit jours. L'état général reste complètement bon. Le malade sort le dixième jour.

OBSERVATION LI.

Christophe Pönichen, 48 ans (de Naundorf). Le patient est porteur, depuis sa jeunesse, d'une hernie inguinale double, mais elles ne
sont jamais complètement descendues. Il y a six mois, il s'est contusionné le testicule à cheval. Trois mois plus tard, est apparu un gonflement du scrotum du côté droit. L'hydrocèle est actuellement à
peu près du volume d'une tête d'oie, et remontant facilement dans le
canal inguinal dilaté par la hernie. Opération le 12 avril 1877. La
hernie sera forcément réduite. La tunique vaginale est un peu
épaissie. Une seule fois, la température monte à 38°,4. Il sort le
neuvième jour.

OBSERVATION LII.

Ferdinand Pohlmann, 39 ans (de Freiberg). Hydrocèle du côté
droit plus grosse que les deux poings, sans cause connue, et remontant à un certain nombre d'années. Dans les derniers six mois, elle
a pris un accroissement rapide ; elle absorbe toute la peau du pénis
à son profit, de sorte que le méat urinaire est resserré en forme d'entonnoir. Opération le 16 avril 1877. Le testicule est en arrière. Guérison par première intention ; après cinq jours, température moins
élevée. Sorti le treizième jour.

OBSERVATION LIII.

Guillaume Walther, 44 ans (de Halle). Il déclare que, il y a quatre
semaines, il tomba d'une échelle et se blessa le testicule droit et le
tibia gauche. Infection syphilitique non certaine. Si n'était l'hypertrophie du tibia gauche, il ne présenterait aucun signe d'infection
constitutionnelle. Du côté droit, hydrocèle ovoïde grosse comme le
poing. On sent le testicule en arrière. Opération le 1er mai 1877. La
tunique laisse voir un léger épaississement. Le testicule est fortement
aplati à sa surface, il présente de nombreuses inégalités sur l'une des-
quelles se trouve une tache jaune. Une incision sur cette saillie met
en liberté un foyer caséeux, vert jaunâtre, entouré d'une capsule
épaisse. Après avoir incisé de la même manière les autres inégalités,
on trouva au total six foyers semblables, qui tous furent curés soigneusement. Du testicule, il ne reste plus qu'un disque aplati. Suture
comme à l'ordinaire. Guérison par première intention, avec une seule

ascension thermique très modérée. Le patient fut congédié le dixième jour. Le diagnostic était : gomme ramollie du testicule.

Friedrich Schuble, 44 ans (de Halle). Le patient déclare souffrir depuis quatre ans d'une hydrocèle droite. Étiologie inconnue. Il y a cinq jours, un chirurgien pratiqua une ponction exploratrice qui donna issue à un peu de sang. Le scrotum, après cela, devint plus tuméfié et se colora en bleu noir, ainsi que les parties voisines, le pénis, les fesses, etc... La tumeur du scrotum est grosse comme les deux poings. Opération le 8 octobre 1877. On trouve un hématome (*Hämatom*) étendu du scrotum. Après l'ablation du coagulum sanguin, on voit dans la cloison postérieure de la cavité de la plaie le testicule entamé par le trocart ; il était adhérent à la cloison antérieure de la tunique vaginale. Le sac de la tunique fut ouvert à côté du testicule ; il s'en écoula environ 100 gram. de sérosité sanguinolente. La tunique vaginale est peu épaissie, d'ailleurs sans altération. Drainage de la cavité sanguine, suture de la tunique par les procédés ordinaires. Marche de la blessure, favorable. Réunion par première intention de toute la plaie, malgré une nécrose superficielle et aseptique d'un fragment de la peau du scrotum. La température monte seulement deux fois à 38°,4. Après huit jours, le malade sort.

Maritz Kläring, 20 ans (de Delitzsch). Depuis un an, il souffrait d'une gonorrhée qui avait amené à sa suite une orchite droite. Après le stade aigu de cette orchite, reste une tuméfaction de la moitié droite du scrotum, qui peu à peu augmenta. Maintenant, une hydrocèle existe du côté droit, elle est grosse comme un œuf d'oie. Le testicule est en arrière. Opération le 16 mai 1877. Le testicule est considérablement grossi et la tunique vaginale à peine modifiée. Marche de la plaie, absolument favorable. Toutefois, pendant huit jours, ascension thermique de 39°, coïncidant avec un état satisfaisant. Au neuvième jour, le malade sort.

Gottlieb Fuchs, 39 ans (de Trotha). Le patient n'a toujours eu que le testicule gauche dans le scrotum. Le droit est resté arrêté dans le canal inguinal. Il y a deux ans, il remarque qu'une hernie faisait saillie sur le côté droit auprès du testicule ; cependant elle ne descendit jamais dans le scrotum. Mais il se forma à la partie supérieure, à côté du scrotum, une petite voussure. C'est pour cela que le patient se met à porter un bandage herniaire, et, pour ne pas souffrir, il devait l'appliquer de telle façon que le testicule mobile restât en dehors du canal inguinal. Il se développa peu à peu une tumeur irréluctible, recouverte par la peau du pli de la cuisse, et qui dans les quatorze derniers jours a pris un accroissement rapide accompagné de violentes douleurs. Au côté droit du sac du testicule, dans lequel ne se trouve que le testicule gauche, est appendue une tumeur piriforme, plus grosse que le poing, transparente, fluctuante, qui à sa terminaison supérieure est resserrée en forme de sac. Au-dessous du point resserré, on sent le testicule mobile, au point qu'on peut le faire passer dans la petite poche supérieure de la tumeur. Opération le 2 juin 1877. Une large incision évacue le liquide de l'hydrocèle, qui est d'un jaune clair. La tunique vaginale, fortement dilatée, ne présente presque aucune altération. A côté du testicule, assez petit, on rencontre dans le canal inguinal élargi, un morceau d'épiploon qui est entièrement uni à l'anneau inguinal interne, et par suite complètement oblitéré. L'épiploon et toute la partie du sac sortant de l'anneau sont réséqués, puis on suture comme à l'ordinaire la tunique vaginale avec la peau extérieure. Réunion complète par première intention. Une seule élévation de température jusqu'à 38°,4. Après dix jours, le malade sortit.

OBSERVATION LVII.

Carl Köbert, 53 ans (de Bitterfeld). Hydrocèle du côté gauche depuis un grand nombre d'années, sans cause connue, ponctionnée environ douze fois. Depuis quatre semaines, une ponction a donné lieu à un léger écoulement de sang avec accroissement rapide de la tumeur. En quatorze jours, le sang se résorba complètement. Douleur violente, fièvre intense continue. La tumeur de la moitié droite du scrotum est grosse comme les deux poings, elle est de plus piriforme ; elle remonte jusqu'à l'anneau inguinal externe, dure en certains points, fluctuante en d'autres points, douloureuse à la pression. Opération le 30 mai 1877. Après l'incision des téguments sur une longueur d'un centimètre, on tombe dans une grande cavité remplie de liquide séro-sanguinolent. Sur le bord interne de la peau est rassemblé un caillot de sang décoloré et formé de couches épaisses. On ne palpe pas le testicule. Le caillot est énucléé en masse de la tunique vaginale comme une tumeur, et est sectionné au-dessus d'un pédicule mince. Sous la peau épaissie, le testicule se montre complètement atrophié. La plaie est suturée par les procédés ordinaires. Réunion absolue par première intention. En outre, une fièvre traumatique notable sans réaction locale se montre. Le malade sort le seizième jour.

OBSERVATION LVIII.

Heinrich Brandau, 53 ans (de Eisleben). A l'âge de 18 ans, étant à cheval, il contusionne son testicule. Bientôt, gonflement sur le côté gauche du scrotum, qui augmente lentement mais d'une façon constante. Maintenant, hydrocèle très volumineuse, de la grosseur du poing, située du côté gauche, piriforme, remontant dans l'intérieur du canal inguinal. La douleur caractéristique du testicule se trouve à la partie inférieure. Opération le 21 juillet 1877. La tunique vaginale est peu épaissie, avec de nombreuses taches couleur de rouille, grosses comme une tête d'épingle ; on y observe, par le raclage, des couches stratifiées d'une texture fine, ainsi que du pigment granulé. Inversion complète du testicule ; la tête de l'épididyme est située en bas dans le pôle inférieur de l'hydrocèle. Le cordon spermatique, fortement tendu, est en rapport avec la paroi postérieure. Malgré une plaque de sphacèle de la dimension d'une pièce de cinq marks, une fièvre et une réaction locale observées pendant dix jours de suite, on obtint une réunion primitive de la plaie sur une très grande étendue. Cicatrisation complète au bout de six semaines.

OBSERVATION LIX.

Friedrich Hotze, 19 ans (de Eisleben). Hydrocèle du côté droit ovale, grosse comme le poing, depuis trois ans, sans cause connue. Depuis trois mois, augmentation rapide. Transparence parfaite. On sent le testicule en arrière. Opération le 13 août 1877. La tunique vaginale, ainsi que le testicule, ne présente rien d'anormal. Marche apyrétique, sauf une seule poussée fébrile légère. Réunion complète par première intention. Exéat le huitième jour.

OBSERVATION LX.

Camille P..., 57 ans (de Halle). Depuis quatre ans, sans cause connue, hydrocèle droite développée insensiblement ; aujourd'hui, elle est grosse comme une tête d'oie et elle se prolonge dans le canal inguinal élargi. L'anneau inguinal externe s'arrête en haut sur la tumeur, sur laquelle il exerce une légère constriction. Transparence complète. On ne sent pas le testicule. Opération le 21 mai 1877. Tunique vaginale normale ; épididyme un peu gros et présentant de légères adhérences avec la paroi du sac. Au pôle supérieur du testicule, hydatide grosse comme une lentille. Durant la première semaine, pas de fièvre. Suspensoir benzoïqué ; alors un peu de pus s'écoule par le canal de la suture de la plaie, et on observe une orchite avec quelques poussées fébriles. A la quatrième semaine, un abcès formé dans la suture nécessite une nouvelle incision. Alors, guérison rapide.

OBSERVATION LXI.

Wilhelm Franke, 55 ans (de Wickerade). Hydrocèle du côté gauche, ovoïde, depuis six mois plus grosse que le poing, transparente dans toute son étendue. Étiologie inconnue. Opération le 24 août 1877. La tunique vaginale, aussi bien que le testicule, se montre absolument normale. Marche sans fièvre et réunion complète par première intention. Le patient sort le septième jour.

OBSERVATION LXII.

August Brade, 56 ans (de Landsberg). Hydrocèle gauche de près de 20 centim., cylindrique, remontant dans le canal inguinal, compliquée d'une anse herniaire dans le pôle inférieur. Elle a débuté, il y a un quart d'année, et sans cause connue. Testicule situé en bas et en arrière. Opération le 20 décembre 1877. Tunique vaginale et testicule normaux. La queue de l'épididyme proémine fortement à la partie inférieure. Légère élévation de température pendant cinq jours, consécutive à un point de nécrose léger des lèvres de la plaie. Sort le onzième jour.

OBSERVATION LXIII.

Gustav Gchse, 46 ans (de Magdebourg). Depuis un grand nombre d'années, le malade a remarqué à côté de son testicule gauche une nodosité assèz dure, qui n'était en aucune façon incommode et qui restait stationnaire. Depuis deux ans, douleur et gonflement qui augmentent peu à peu. Diagnostic : Épanchement dans la cloison, kystes ou petites tumeurs dans l'épididyme. Opération le 12 novembre 1877. Testicule et tunique vaginale normaux; deux kystes sur l'épididyme; dans le sac de la tunique, un coagulum brun. Extirpation des kystes. Une seule poussée thermique peu intense. Deux pansements. Le dixième jour, le malade sort.

OBSERVATION LXIV.

Heinrich Tafelmeïer, 45 ans (de Nordhausen). Depuis neuf mois, sans cause connue, hydrocèle du côté gauche se prolongeant jusque dans le canal inguinal. Opération le 3 novembre 1877. Tunique vaginale et testicule normaux. Sur la tête de l'épididyme, outre une hydatide pédiculée assez grosse, on voyait encore deux petits kystes. Trois fois, légère ascension thermique. Guérison après deux pansements. Exéat le septième jour.

OBSERVATION LXV.

Gustav Sauer, 39 ans (de Sprottau). Depuis dix ou douze ans, hydrocèle du côté droit à la suite, dit-il, d'une gonorrhée. La tumeur a environ 10 centim. de longueur, fortement déprimée à son centre. Le testicule est en arrière. Opération le 14 novembre 1877. Tunique vaginale dans le point étranglé, fortement épaissie. Testicule un peu gros et recouvert d'épaississements à surface unie et d'apparence cicatricielle. Guérison complète en six jours. Température peu élevée pendant quatre jours.

OBSERVATION LXVI.

Friedrich Fach, 46 ans (d'Ascherleben). Hydrocèle du côté gauche, se prolongeant jusque dans le canal inguinal, longue de 15 centimètres, survenue depuis à peu près deux ans, sans cause connue. Le 3 décembre 1877, opération. Extérieurement, un tubercule incrusté, qui est fixé par un pédicule sur la face antérieure du testicule ; autrement, rien d'anormal. Marche de la plaie sans autre complication qu'une légère élévation de température pendant quatre jours. Après sept jours, il sort, ne présentant plus qu'une étroite bande couverte de bourgeons charnus.

OBSERVATION LXVII.

Christian Heutze, 76 ans (de Zoschen). Le patient, depuis quinze ans, a reçu dans le testicule gauche une violente contusion. Depuis ce temps existe une tumeur dans la moitié gauche du scrotum ; elle a été ponctionnée deux fois. La dernière ponction, pratiquée il y a six semaines, ne donna pas de liquide, et le malade, depuis ce temps-là, a éprouvé de violentes douleurs. La tumeur est grosse comme une tête d'oie, à parois flasques et sans transparence. Le testicule se trouve en arrière. Opération le 4 décembre 1877. On voit sortir par l'incision du sang en partie liquide, clair, en partie à l'état de caillot. Testicule atrophié, tunique vaginale couverte de caillots plus ou moins légers. Guérison après deux pansements. Marche complètement apyrétique. Après huit jours, le malade peut sortir.

OBSERVATION LXVIII.

Ernst Töppe, 14 ans (de Halle). Depuis peu de temps, il aperçoit une hydrocèle du côté gauche dont l'étiologie n'est pas connue, grosse comme le poing, bilobée. Opération le 15 décembre 1877. La tunique vaginale ne présente aucune modification. Le testicule est augmenté de volume et présente deux kystes hydatiques avec pédicule. La tête de l'épididyme, dont le mésorchium est très allongé, est très grosse et proémine comme une vésicule flasque dans l'intérieur de la cloison. Dans les deux premiers jours, le patient ne peut évacuer spontanément son urine. Marche apyrétique de la plaie. Le malade, congédié au sixième jour, ne présente alors qu'une étroite ligne granuleuse.

OBSERVATION LXIX.

Gottfried Hintsche, 59 ans (de Rosenfeld). Hydrocèle du côté droit grosse comme une tête d'enfant, tendue, élastique, ayant apparu dans le courant de l'année, sans cause connue. Opération le 19 décembre 1877. Ni dans la tunique vaginale, ni dans le testicule, on ne constate de changement. Guérison en sept jours. Deux fois la température vespérale a atteint 38°.

OBSERVATION LXX.

Wilhem Deukewitz, 53 ans (de Gottleben). Depuis trois mois, sans cause connue, hydrocèle du côté gauche, grosse comme le poing, entièrement transparente. Opération le 11 janvier 1878. Pas de modification notable, ni dans le testicule, ni dans la tunique vaginale. Après l'opération, rétention d'urine. Marche de la plaie, sans fièvre ; guérison en six jours.

OBSERVATION LXXI.

Wilhelm Friedrich, 46 ans (de Weissenfels). Hydrocèle du côté gauche, élastique, fluctuante, presque aussi grosse que le poing d'un adulte, ayant mis deux ans à se former et sans cause connue. Opération le 15 janvier 1878. Tunique vaginale normale. Sur la tête de l'épididyme se trouve encore un kyste à moitié fixé sur le parenchyme et de la grosseur d'un noyau de cerise. Un deuxième analogue et gros comme une cerise se présente sous l'incision de la peau. Ensuite le liquide de l'hydrocèle avait une teinte opaline et présentait à l'examen microscopique une grande quantité de spermatozoïdes bien conservés. La guérison fut obtenue sans fièvre, en huit jours, après deux pansements.

OBSERVATION LXXII.

Friedrich Müller, 50 ans (de Bobbau). Depuis peu de temps, hydrocèle du côté gauche et sans cause connue, grosse comme le poing d'un adulte, élastique, fluctuante. On rencontre le testicule en arrière. Opération le 18 janvier 1878. Après l'incision, on voit que le testicule est inversé sur son axe et qu'il est uni à la lèvre antérieure du sac, l'épididyme étant tourné en avant. Le cordon spermatique est obliquement placé d'avant en arrière. Aucune autre modification notable n'est, du reste, à constater sur la tunique vaginale, sur l'épididyme, ni sur le testicule. Guérison en huit jours, après deux pansements. Élévation thermique vespérale à 38°.

OBSERVATION LXXIII.

Christian Ziège, 47 ans (de Heringen). Depuis six mois et sans cause connue, hydrocèle du côté droit, presque grosse comme une tête d'enfant. Opération le 31 janvier 1878. La tunique vaginale, le testicule et l'épididyme se montre à l'état normal. Après l'opération, rétention d'urine pendant deux jours. Au septième jour, le patient sort avec une plaie bourgeonnant régulièrement. Deux fois, température vespérale un peu au-dessous de 38°.

OBSERVATION LXXIV.

Friedrich Borrmann, 56 ans (de Weissenfelds). Depuis trois ans et sans cause connue, gonflement se produisant successivement du côté droit du scrotum. Actuellement, c'est une tumeur de la grosseur d'une tête d'enfant, ovoïde, transparente en certains points, fluctuante. Le testicule est en arrière. Opération le 9 février 1878. La tunique vaginale est recouverte d'un précipité légèrement fibrineux ; elle montre en des points multiples certains d'entre eux rétractés en cicatrice, d'autres épaissis régulièrement, teints de sang pour la plupart, tandis que le liquide de l'hydrocèle est clair et d'un jaune d'ambre. Le patient sort le septième jour, avec une plaie bien bourgeonnante. Deux fois température vespérale au-dessus de 38.

OBSERVATION LXXV (inédite) (MERCANTON).

Henri Vuillerens (de Deuges, Vaud, Suisse). Est un domestique âgé de 21 ans. Il entre à l'hôpital cantonal de Lausanne (Vaud), pour une tumeur du scrotum et à droite. Elle est ovoïde et d'un grand volume. La peau qui y adhère est élastique et indolore au palper. Un examen à la lampe fait percevoir une transparence complète de la tumeur. Le malade ne sait à quelle cause attribuer la production de son hydrocèle.

17 mai. Le Dr Mercanton emploie la méthode de Wolkmann et fait l'incision de la tumeur avec les précautions antiseptiques. Une certaine quantité de liquide s'en échappe. Il est jaune d'ambre et parfaitement citrin. La tunique vaginale est épaissie. Le testicule lui-même est recouvert d'une fausse membrane blanchâtre.

Le chirurgien résèque un lambeau de la séreuse épaissie, puis il procède à la suture de la vaginale, obtenue au moyen du catgut. Les bords de la plaie scrotale sont réunis par des fils de soie. Enfin, un drain de caoutchouc de moyenne grandeur est placé entre le scrotum et la séreuse ; son extrémité libre ressort à la partie inférieure de la plaie superficielle.

18. Le malade se plaint d'un peu de céphalalgie. Son pouls est serré et rapide. La courbe thermométrique a fait une ascension notable ce jour-là.

Au pansement qui est enlevé, on aperçoit sur le scrotum une

partie de la plaie d'un rouge intense. Cette zone inflammatoire est douloureuse et s'étend sur une surface grande comme une pièce de un franc.

19. La céphalalgie a disparu. La palpation de la radiale indique une diminution dans la rapidité de ses battements. Urines foncées.

21. Pansement. Le D' Mercanton enlève les sutures. La température ne s'est pas élevée davantage.

22. On aperçoit une nécrose superficielle de la tunique vaginale, qui, le 25, commence à s'éliminer.—Sulfate de quinine 0,50, centigr.

Enfin, le 1er juin, la guérison du malade étant complète, il sort de l'hôpital.

RÉFLEXIONS. — M. Ruel, qui nous a remis cette observation, nous a fait remarquer qu'il existait, à l'époque de l'opération, un souffle érysipélateux dans le service du D' Mercanton.

Le sphacèle localisé doit donc être mis sur le compte de cette affection, dont l'influence est si marquée sur les plaies les mieux préservées.

Nous voyons cependant que le malade dont nous donnons l'histoire résumée a quitté l'hopital au bout de quinze jours. La durée du traitement n'a donc pas dépassé les limites indiquées dans le courant de notre étude.

OBSERVATIONS tirées du travail du D' OTTMAR ANGERER, intitulé : *Die Klinik, im Julius-Hospital zu Würzburg.* 1876 [1].

OBSERVATION LXXVI.

Opération d'hydrocèle. Franz Bröckel, 46 ans (de Höchberg). Constitution très mauvaise et nutrition languissante ; il entre le 25 janvier 1876 pour une hydrocèle du côté gauche. Le 28 janvier 1876, incision. L'albuginée du testicule est d'un blanc mat, elle présente de légères excroissances. Le testicule lui-même est plus petit que le droit. La cloison se trouve adhérente à la peau du scrotum. Peu de suppuration, pas de fièvre. Après la guérison, qui fut complète à la fin de

[1] Thèse du D' Labadie, 1881.

la troisième semaine, un abcès formé sous l'oblique externe fut incisé le 2 mars 1876. Guérison de la cavité de l'abcès ; elle fut complète au commencement de la deuxième semaine. Le patient, le 18 avril 1876, eut au dernier moment à souffrir de douleurs rhumatismales aux extrémités inférieures.

OBSERVATION LXXVII.

Ernst Böttger, 30 ans (de Gera), jardinier. Constitution excellente ; il est admis le 2 novembre 1875. Incision et suture de la cloison avec la peau du scrotum ; introduction de petits lambeaux de toile huilée. Marche de la guérison, très régulière. Fièvre de la plaie (*Wundfieber*) continue, mais elle est de courte durée. Le pus, de bonne nature, n'amène pas de complications fâcheuses. Terminaison au commencement de la quatrième semaine. Le patient sort le 13 décembre 1875.

OBSERVATION LXXVIII.

Adolphe Ludolf, 23 ans (de Hamburg). Tempérament délicat; entre le 10 février 1876 pour une hydrocèle gauche. Incision le 12 février 1876. Opération par le procédé sus-indiqué. Fièvre traumatique intense et tuméfaction durant les trois premiers jours. Après cela, rémission très notable des phénomènes inflammatoires. Guérison parfaite à la fin de la quatrième semaine. Exéat le 22 février 1876.

OBSERVATION LXXIX (LUCKE[1]).

Berger, Sébastien, 36 ans. Hydrocèle droite ; sarcome du testicule droit. Début de la maladie, il y a cinq mois. Il entre le 3 décembre 1875. Opération radicale. Castration.

Détails : Hydrocèle considérable du côté gauche déjà plusieurs fois ponctionnée. Opération radicale par l'excision. Le 6 décembre 1875, le gonflement ne disparaissant pas, la castration est décidée et, avec cela, on constate une dégénérescence sarcomateuse. Pendant les quatre premiers jours, on observe une élévation de température. Guérison sans fièvre. Le patient sort le 7 janvier 1876.

OBSERVATION LXXX.

Burucker Jean, 20 ans, tisserand. Hydrocèle droite. Début de la

[1] Deutsche Zeitsch. für Chir., rédigée par M. le Dr C. Hueter (de Greifswald) et M. le Professeur Lucke (de Strasbourg.)

maladie il y a deux ans. Admis le 27 décembre 1875. Opération radicale le lendemain.

Grosse hydrocèle déjà ponctionnée une fois ; testicule et épididyme très tuméfiés, ce qui a encore ralenti la marche normale. Dans les premiers jours, fièvre modérée, ensuite guérison sans fièvre. Le gonflement du testicule et de l'épididyme a disparu. Le malade sort le 22 février 1876.

OBSERVATION LXXXI.

Sebortk, Joseph, 15 ans, serrurier. Hydrocèle droite. Début de la maladie il y a deux ans. Admis le 14 janvier 1876. Opération radicale le lendemain. Hydrocèle volumineuse; testicule normal. Opération radicale par l'excision. Guérison sans fièvre. Il sort le 7 février 1876.

OBSERVATION LXXXII.

Garçon de 16 ans, avec une hydrocèle biloculaire dont la portion la plus volumineuse siégeait dans l'abdomen et la plus petite dans le scrotum. L'affection remonte à quinze mois. Ponction avec injection d'une solution de teinture d'iode, compression. La tumeur ne disparaissant pas, Tredelenburg se décide à l'incision avec les précautions antiseptiques, mais sans spray ; il trouve dans le liquide une masse fibrineuse de la forme et du volume du petit doigt. Guérison[1].

OBSERVATION LXXXIII [2].

Auguste R..., 29 ans, tisserand. Entre le 18 novembre 1872. Depuis l'âge de 12 ans, hydrocèle droite ; plus tard, on observe aussi cette même affection du côté gauche. Le patient fut ponctionné pour la première fois à l'âge de 16 ans ; depuis ce temps, il subit encore six fois cette ponction. Le 20 novembre, des deux côtés, ponction avec injection iodée ; à droite, le liquide est complètement évacué. Du côté gauche, on retire 30 gram. d'un liquide clair. Ensuite, sans pression notable, on peut injecter 40 gram. ; la solution séjourne cinq minutes dans la tunique vaginale. Dans cet essai, on ne vit qu'un petit nombre de gouttes ressortir. Incision immédiate. La cavité comprenait plusieurs compartiments formant d'épaisses cloisons ; on dé-

[1] Berliner klinische Wochenschrift (Heilung der Hydrocele durch Schnitt und Drainage, par Tredelenburg.

[2] *In* Funf Jahre in Augusta-Hospital, etc., 1877, Professeur Küster (de Berlin).

couvre le liquide iodé dans le tissu aréolaire jusque dans le canal inguinal. On enlève avec le plus grand soin les tissus infiltrés et on divise en partie le canal inguinal. Malgré cela, on vit survenir un phlegmon aigu qui amena la gangrène du testicule et d'une partie du scrotum. Le malade sortit guéri le 1er février 1873. Il s'est marié depuis, et a procréé plusieurs enfants.

OBSERVATION LXXXIV.

J. Haut, 59 ans, ouvrier. Entre le 2 septembre 1875. Il a depuis longtemps une hydrocèle à droite, et du côté gauche, à la suite d'un traumatisme, il survint de la douleur et de la tuméfaction. Épididyme droit noueux, augmenté de volume. L'une et l'autre hydrocèle sont plus grosses que le poing. Le 6 septembre, des deux côtés, incision d'après le procédé de Wolkmann ; nombreux points de suture au fil de soie. Marche, sans fièvre. Le patient sort guéri parfaitement le 2 décembre 1876.

OBSERVATION LXXXV.

Bitner A..., ouvrier boulanger, 23 ans, Entre le 30 décembre 1875. Affection survenue sans cause appréciable. Hydrocèle grosse comme les deux poings réunis d'un adulte. Ponctionnée déjà une fois l'année dernière. Le testicule est en bas et en arrière. Incision avec suture. Pansement à la jute. Récidive qui nécessite une nouvelle opération. Le malade sort guéri le 4 mars 1876.

OBSERVATION LXXXVI [1].

Homme de 25 ans. Hydrocèle droite de la grosseur d'un tête d'oie. Incision (Wolkmann). Pansement de Lister. Apyrexie complète. Guérison par bourgeonnement en vingt-cinq jours.

OBSERVATION LXXXVII.

Homme de 27 ans, porteur depuis neuf mois, à la suite d'un traumatisme, d'une hydrocèle double ayant à peu près le volume d'une tête d'enfant et celui d'une tête d'oie. Incision radicale d'après la méthode Wolkmann, des deux côtés et en une séance. Le testicule gauche pré-

[1] Jahresbericht über die Chir. Abtheilung, etc., 1881, von Socin, professeur à l'Université de Bâle (Suisse).

sente dans son parenchyme deux petits kystes de la grosseur d'une cerise. L'albuginée correspondante est fortement épaissie ; elle est enlevée avec le bistouri et montre sur la coupe des taches d'un gris rouge de consistance mollasse. Pansement de Lister. Guérison sans fièvre par premièr intention avec deux pansements. Le malade sort après dix-neuf jours.

OBSERVATION LXXXVIII.

Homme 35 ans. Hydrocèle gauche de la grosseur d'une tête d'enfant, d'origine traumatique. Incision radicale de Wolkmann. Pansement de Lister. Guérison sans fièvre par première intention. Sort le vingt-huitième jour.

OBSERVATION LXXXIX.

Homme de 45 ans. Hydrocèle spontanée des deux côtés. Opération radicale, procédé Wolkmann (sans anesthésie). Pansement de Lister. Aussitôt après l'opération, les symptômes d'une insuffisance mitrale se montrent: dyspnée intense, cyanose, pouls petit, lent, inégal. Température élevée. Le malade succombe en quatre jours à ces complications.

AUTOPSIE. — Emphysème notable des deux poumons ; pleurésie adhésive double. Insuffisance mitrale ; dégénérescence graisseuse du cœur. Testicule gauche caséeux dans toute son étendue. Épididyme induré. Foie gras.

OBSERVATION XC.

Homme de 66 ans. Hydrocèle gauche spontanée, de la grosseur d'une tête d'enfant, compliquée d'un kyste du cordon, de la grosseur d'une tête d'oie. Incision Wolkmann. Excision du kyste du cordon. Pansement Lister. Guérison sans fièvre **par** bourgeonnement en 30 jours.

OBSERVATION XCI[1].

G..., ingénieur, 53 ans. Entre à l'hôpital de Frederiks (Copenhague) le 10 septembre 1877. Pendant sa jeunesse, il a eu une fois une blennorrhagie de courte durée ; du reste, pas d'affection génitale. Il nous raconte que, il y a six mois, la moitié droite du scrotum lui

[1] Observations du prof. Saxtorph (de Copenhague).(Thèse du Dr Labadie, 1881.)

semblait quelque peu augmentée de volume ; mais, comme il ne souffrait pas, il continuait toujours son travail, et il n'a pas suivi de traitement. Maintenant, la tumeur le gêne un peu, ce qui l'a porté à me demander un lit à l'hôpital pour se faire opérer.

Au côté droit du scrotum, on trouve une tumeur grosse comme le poing, un peu piriforme, rénitente, indolore à la pression et complètement transparente. On ne distingue pas le testicule, qui paraît se trouver en arrière de la paroi postérieure de l'hydrocèle. A gauche, on sent très bien le testicule, qui est de grandeur normale. Très peu de liquide dans la tunique vaginale.

Du reste, le malade se porte bien ; mais du sang passe quelquefois par l'anus, et pendant les efforts on en voit sortir une tumeur hémorrhoïdale très étendue, d'un rouge violet. Le malade demande à être débarrassé des deux maladies en même temps.

Le 27 septembre, je le chloroformai ; une ligature très serrée fut passée autour de la tumeur hémorrhoïdale, ensuite une incision de 3 centim. fut pratiquée sur la face antérieure du scrotum, et, lorsque le liquide fut évacué, j'introduisis un tube à drainage qui fut fixé par une suture à l'un des bords de l'incision. Pansement de Lister. L'opération avait été pratiquée sous le spray. Durant les jours suivants, le malade se portait bien. Il n'y eut pas de suppuration et je pus ôter le drain le 2 octobre. Il y avait alors un peu de tuméfaction dans les bourses, mais l'incision était en voie de cicatrisation. La ligature fut enlevée au rectum le 6 octobre. Le lendemain, le malade s'est levé pour demander son exéat le 12 octobre. Guérison.

OBSERVATION XCII.

L..., 49 ans, marin. Entre à l'hôpital de Fréderichs (Danemark) le 26 novembre 1877. Il y a un an à peu près, dans une chute, il se fit une contusion aux bourses ; d'abord il n'en souffrait pas, mais deux mois après il s'aperçut que la moitié droite du scrotum était plus volumineuse qu'auparavant. Un médecin, à qui il s'adressa d'abord, lui fit une ponction, et il en sortit un liquide tout à fait clair. Depuis lors, il s'était fait opérer par ponctions tous les mois ; mais, voyant que l'hydrocèle récidivait toujours, il s'est décidé à entrer dans mon service. Je trouve du côté droit du scrotum une tumeur du volume d'un poing (la dernière ponction date de seize jours), fluctuante, résistante, ayant une transparence complète. On distingue parfaitement le testi-

9

cule en bas et en arrière. Le 24 novembre, incision, avec les précautions antiseptiques, de la paroi antérieure de l'hydrocèle et introduction d'un drain de catgut dans la cavité vaginale. Pansement de Lister. Le 27 novembre, j'ôte le bandage; il n'y a ni douleur ni rougeur autour de l'incision, mais un peu de tuméfaction du scrotum et du testicule; le catgut n'est pas encore résorbé. Nouveau pansement de gaze phéniquée. Le 30 novembre, quelques brins de catgut restent encore, mais l'incision est presque cicatrisée, la tuméfaction a diminué. Pansement de Lister. Guérison le 2 décembre. Le malade demande à sortir.

OBSERVATION XCIII [1] (Boeckel).

S. Blum, 4 ans. Hydrocèle congénitale. Le 1er octobre 1879, ponction à l'aide d'un trocart fin, à la partie déclive de la collection. Contre-ouverture à l'aide du même trocart à 8 cent. au-dessus de l'arcade de Fallope. Drainage avec fil métallique, écoulement de 35 gram. de sérosité transparente jaune citrin. Enlèvement du fil après trente-quatre heures. Réaction vive pendant deux jours; il se produit du gonflement et de l'induration du scrotum. Tout fait espérer la guérison.

Le 21 octobre, récidive. Chloroformisation. Précautions antiseptiques; incision de la vaginale en avant et en bas sur une longueur de 3 cent. au-dessus du ligament de Poupart. Drainage d'outre en outre. Pansement de Lister et compression avec la ouate salicylée. Le 23, enlèvement définitif du drain. Absence absolue de pus. Pas de réaction. Exéat le 26 octobre; entièrement guéri le cinquième jour.

Depuis lors, il s'est produit une nouvelle récidive, survenue au bout de six mois. Les parents refusèrent une nouvelle opération.

OBSERVATION XCIV.

Guillaume Kœhler, 19 mois. Hydrocèle congénitale traitée par les moyens ordinaires, y compris la ponction et le drainage *ut suprà*. Tous ces moyens échouèrent. Je me décide à pratiquer l'incision et le drainage de la tumeur le 1er août 1875. Opération *ut suprà*. L'incision supérieure est pratiquée à trois travers de doigt au-dessus du ligament de Poupart. Lister et compression avec la ouate salicylée.

[1] Observations de M. J. Bœckel, professeur à Strasbourg, rapportées dans la Thèse du Dr Labadie, 1881.

Le petit opéré est traité comme malade externe. Le 2 août, premier pansement; les pièces du pansement du jour de l'opération sont complètement sèches. Le 7 août, deuxième pansement : pas une goutte de pus ; suppression du drain. Guérison absolue le quinzième jour (16 août), maintenue encore aujourd'hui.

OBSERVATION XCV[1].

John C..., 36 ans. Hydrocèle gauche. Ponction et injection iodée, reproduction rapide du liquide. Lister se décide alors à employer la méthode allemande pour la cure radicale. Il passe à travers la peau et le sac de l'hydrocèle deux aiguilles droites, de manière à tenir en position la vaginale. Incision d'un pouce et demi entre les aiguilles. Suture de la vaginale à la peau ; pas de réunion de la plaie; guérison en dix jours. Le malade est revu quinze jours après sa sortie. La guérison s'est maintenue.

En cas de récidive, Lister se proposerait de refaire l'opération, en lavant l'intérieur de la vaginale avec le chlorure de zinc.

OBSERVATION XCVI.

John D..., 18 ans. Hydrocèle gauche. Même opération. Guérison en trois semaines. Elle s'est maintenue.

OBSERVATION XCVII.

Charles A..., 63 ans. Hydrocèle datant de dix-huit mois ; plusieurs ponctions antérieures. Opération. Pansement avec gaze à l'eucalyptus. Ni élévation de température ni fièvre. Le malade sort au seizième jour. Il ne restait en ce moment qu'une plaie insignifiante.

OBSERVATION XCVIII[2].

Hydrocèle ordinaire de la tunique vaginale du cordon. Homme de 43 ans. Hydrocèle du côté droit datant de trois ans et demi. Plusieurs ponctions. Au moment de l'entrée, tumeur grosse comme les deux poings, fluctuante. Incision, le 24 mai 1881, au tiers inférieur de la

---

[1] British medical Journal, 1881. Trois cas opérés par Lister.

[2] Zwei Fälle von complicirter nebst Bemerkungen zum Heilungsverlauf nach dem Hydrocelen schnitt (Wolkmann'schen Klinik), par Kraske (Thèse de Labadie, 1881)

tumeur ; écoulement d'une grande quantité de sérosité ordinaire. En examinant la cavité vaginale, on constate l'existence d'une deuxième tumeur fluctuante située en haut ; on incise la cloison de séparation, et ensuite, par une excision, on arrive à n'avoir qu'une seule cavité. Drainage : un drain est introduit dans la tumeur supérieure et l'autre dans la cavité vaginale. Suture de la vaginale avec la peau. Pansement Lister ; suites très favorables. La température ne s'élève pas au-dessus de 38,4. Au troisième jour, on abandonne le pansement antiseptique, et on se contente d'un suspensoir garni d'ouate préparée à l'acide benzoïque (*benzoe-wate*). Ablation des drains le huitième jour ; le malade sort le dixième jour. Au niveau du testicule et au-dessus, il existe encore un peu d'infiltration plastique.

OBSERVATION XCIX.

Homme de 59 ans. Depuis six à sept ans, tuméfaction des bourses des deux côtés. Fluctuation et transparence. Opération le 18 janvier 1881. On incise d'abord le côté droit : on tombe sur une grande quantité de petites cavités kystiques ne communiquant pas les unes avec les autres et recouvrant la tunique vaginale. Après la rupture des cloisons des kystes, incision de la vaginale, et, comme le testicule paraît pris, castration. Les choses se passent d'une manière analogue du côté gauche, mais les kystes étaient plus petits. Drainage, suture, pansement *ut suprà*. Suites normales, pas d'élévation de température. Au quatrième jour, on peut abandonner le pansement de Lister. Au neuvième jour, œdème pulmonaire auquel le malade succombe. Au moment de la mort, les plaies opératoires étaient guéries.

OBSERVATION C[1].

Théophile D..., né à Montbrun (Lot), 20 ans, menuisier. Entre à l'hôpital Saint-André, le 20 août 1881. Antécédents héréditaires satisfaisants ; antécédents morbides nuls. Il a, dit-il, toujours joui d'une bonne santé. Pas de maladies vénériennes ni même de blennorrhagie.

Il est porteur d'une hydrocèle du côté droit ; elle a débuté, il y a quatre ans, sans cause connue. Cependant il croit se souvenir d'être tombé de cheval sur une grosse pierre, et aussi d'avoir eu l'habitude

---

[1] Professeur Poinsot (de Bordeaux). Thèse Labadie, 1881.

de se livrer dans la campagne à des courses forcées à pied, dans le but unique d'une satisfaction personnelle.

Cette tumeur a grossi peu à peu jusqu'à la fin du mois de juillet 1881. A cette époque, il montra sa tumeur à un médecin pour la première fois. Ponction avec un trocart et injection de teinture d'iode dans la tunique vaginale gauche. Cette injection n'a pas provoqué une grande douleur ; il garde le lit pendant une huitaine de jours. Après le deuxième jour, réaction inflammatoire légère et peu douloureuse ; le scrotum du côté opéré était un peu rouge et tuméfié. La réaction inflammatoire tomba au bout de deux jours. Application de compresses imbibées de liquides résolutifs pendant trois ou quatre jours. Puis il se lève ; la tumeur est redevenue indolore, mais n'a nullement diminué de volume. Après avoir repris son travail pendant une quinzaine de jours, il rentre à l'hôpital Saint-André de Bordeaux.

Nouvelle ponction avec le trocart ordinaire, suivie d'une injection iodée au tiers. Cette nouvelle injection d'iode occasionne encore moins de douleur au malade que la première fois. Durant les deux ou trois jours suivants, il a vu se développer un peu de rougeur et de tuméfaction sur la moitié droite du scrotum, mais il n'a éprouvé nulle douleur. La tumeur n'a point diminué de volume.

Après ce deuxième insuccès de l'injection iodée, injection d'un gramme d'alcool sans évacuation du liquide de l'hydrocèle. Ce nouveau traitement n'a produit aucun effet. Enfin, après avoir épuisé ces moyens ordinaires, le malade étant absolument déterminé à se débarrasser de cette infirmité gênante, l'incision suivant la méthode Wolkmann est décidée.

23 septembre 1881. Le scrotum ayant été rasé et lavé à l'eau phéniquée, le malade est soumis à l'anesthésie par le chloroforme et placé dans le décubitus dorsal, les jambes écartées. M. le professeur Poinsot incise couche par couche les enveloppes scrotales sur une longueur de 7 à 8 centim., saisissant avec des pinces hémostatiques les petites artérioles à mesure qu'elles se révèlent par un léger jet de sang ; puis, d'un seul coup de bistouri, incision de la tunique vaginale, qui se trouve notablement épaissie et d'une dureté cartaligineuse. Un flot de liquide assez semblable à de la chartreuse jaune s'échappe par l'orifice.

Durant tout le temps de l'opération, un jet pulvérisé de vapeurs phéniquées (spray) est dirigé sur le champ opératoire et l'atmosphère environnante. Le chirurgien et les aides se servent d'eau phéniquée à 25/1000 pour les détails de l'opération. Après avoir mis un drain en crin phéniqué dans la cavité vaginale, le chirurgien pratique plusieurs points de suture rapprochés au crin phéniqué et à points séparés, pour affronter les bords de la peau incisée. Aucune portion de la tunique vaginale n'a été réséquée. La partie déclive de l'incision reste béante pour le passage du drain, qui en comblera l'ouverture.

La surface de la cavité vaginale a été cautérisée avec une solution de chlorure de zinc au douzième, puis le drain est appliqué.

Par-dessus la suture, étroite bande de protective, huit épaisseurs de gaze phéniquée et enfin une toile de gutta-percha laminée, qui, de même que la gaze, percée d'un trou pour le passage du pénis, est insinuée sur les bords latéraux et la partie inférieure du scrotum afin de bien assurer l'occlusion, si difficile à obtenir dans cette région, vu la mobilité du scrotum et les exigences de la nature ; enfin, un suspensoir très grand en toile ordinaire maintient le pansement, et un spica double de l'aine assure la compression en même temps que l'occlusion parfaite.

Le malade a très peu souffert durant le reste de la journée ; le soir, son pouls bat 64 fois par minute et sa température est à 37°.

Le lendemain, on constate 38° et 90 puls. ; le dartos s'est contracté sur le drain et a retenu les produits sécrétés. La partie inférieure de la plaie est entr'ouverte avec des pinces pour faciliter l'écoulement de cette sérosité sanguinolente (c'est bien le *blutig-seros* de Genzmer) ; puis, de chaque côté du drain, on applique deux points de suture au crin phéniqué qui réunit la vaginale à la peau du scrotum. Ainsi se trouve démontrée la nécessité de cette suture du bord de la vaginale incisée au bord de la peau du scrotum, indiquée par presque tous les auteurs.

Le soir du 24 septembre, 39°,4 ; P. 94. Pas de rétention d'urine ; le malade urine spontanément dans le décubitus dorsal.

Le dimanche 25. Pas de pansement ; état général excellent. — 39°,2 ; P. 108. — Le soir, T 39°,6 ; P. 108.

Lundi 27, pansement, pas de suppuration ; liquide roussâtre ; gonflement moindre du scrotum. Injection, à l'aide d'une seringue, d'eau phéniquée 25/1000 sans enlever le drain ; la cavité paraît rétrécie ; pas de stagnation.— Matin, T. 38°,8 ; P. 96.— Soir, T. 39°,2 ; P. 94.

28. Pansement avec les mêmes moyens et précautions ; la tu-

méfaction des bourses a diminué ; la cavité vaginale contient un peu de pus ; légère rétention. — Matin, T. 37°,6; P. 88. — Soir, T. 38°; P. 76.

29 et 30. État général excellent ; le malade dit qu'il ne souffre pas. L'occlusion avec le pansement antiseptique est toujours maintenue par le spica, qui remplit très bien cet office.

1er octobre. Pansement ; un peu de suppuration. — Le matin, T. 37°. — Soir, T. 37°,2.

2 et 3. État excellent ; la température, redevenue normale, marche en plateau, allure définitive. Pansement ; collection d'une petite quantité de pus peu épais à la partie inférieure de la cavité vaginale. Le drain en crin sort spontanément en entier pendant le pansement; il est remplacé par un drain en caoutchouc phéniqué et de moyen calibre. Injection d'eau phéniquée 25/1000 avec une petite seringue en verre. Le scrotum présente de la rougeur autour de l'incision, mais il a presque repris son volume normal de l'état de santé. Les points de suture en crin sont enlevés.

4 et 5. Même état.

6. Pansement ; suppression du drain.

7, 8 et 9. Même état.

10. Pansement.

11 et 12. Même état.

13. Pansement ; il n'existe presque plus de suppuration ; persistance d'un petit trajet fistuleux.

22. Pansement ; le trajet fistuleux n'est point encore oblitéré.

25. Pansement.

30. Pansement ; il est guéri et sortira incessamment.

Depuis huit jours déjà, on n'observe plus ni suppuration ni même une sécrétion quelconque de la plaie. La cicatrice, légèrement déprimée en godet sur le scrotum, est adhérente au testicule, qui est à peu près revenu à son volume normal. La pression du testicule ne provoque pas de douleur. Nous estimons que le léger empâtement qui entoure le testicule, et provenant du travail d'adhérence, peut venir en partie d'une légère inflammation péri-testiculaire : c'est la *Periorchitis* des Allemands, bien différente de la vraie orchite blennorrhagique ou traumatique intéressant l'épididyme ou le parenchyme même de l'organe. Ici, du reste, l'épididyme n'est ni bosselé ni induré, il est intact.

Le malade sort complètement guéri le 4 novembre 1881.

CHAPITRE VI.

Conclusions.

1° L'incision, dans la cure de l'hydrocèle vaginale, avec les précautions antiseptiques, peut être employée avec toutes chances de succès dans les hydropisies simples de cette tunique séreuse.

2° Cette opération est plus sûre, plus innocente et plus radicale que l'injection de teinture d'iode. Elle ne réclame pas l'anesthésie générale.

3° L'anesthésie locale, obtenue au moyen d'un mélange de glace et de sel marin pilés, est suffisante pour insensibiliser la peau du scrotum, chez les malades pusillanimes.

4° L'incision est indiquée dans les hydrocèles à tunique vaginale épaissie, qu'elles soient volumineuses ou non, bilatérales ou unilatérales ; dans celles qui ont récidivé ou résisté aux autres modes de traitement. Elle l'est également dans les cas où le testicule et la membrane séreuse sont reconnus ou soupçonnés porteurs de lésions pathologiques qui compliquent la tumeur :

A. — Dans l'hydrocèle congénitale.

B. — Dans l'hydrocèle enkystée du testicule.

C. — Dans l'hydrocèle diffuse du cordon spermatique.

D. — Dans l'hydrocèle enkystée de ce même organe.

E. — Dans l'hydrocèle du sac herniaire.

INDEX BIBLIOGRAPHIQUE

GUETERBOCK. — Remarques sur l'opération de l'hydrocèle par l'incision. (Archiv. f. Klinik. chirurgic. Band XXVI. Heft I, pag. 257.)

ENGLISCH. — Uber den Radicalschnitt der Hydrokele unter Lister'scher Behandlung. (Med.-chir. Centralbl. Wien, 1879, XIV, n°s 145, 169, 193, 217, 277, 301.)

A. FISCHER — Beitrag zur Radikalk r der Hydrocele. (Pest med.-chir. Presse. Budapest, 1879, X 7. 661.)

E. ROCHELT. — Hydrokele Radikals schnitt. (Wien med. Presse, 1879, XX. 642-644.)

Alfred GENZMER. — Die Hydrocele und ihre Heilung durch den schnitt bei antisepticher Wundbehandlung. (Univ. Halle-Wittenb., Leipzig.)

T. BILLROTH. — 3 Fälle von Hydrocele spaltung und Excision der enorm verdickten Scheidenhaut. (Heilung in his. Chir. klin. Wien, 1871-1876. Berlin, 1879. 348)

IBID. — Radical Operationen der Hydrocelen, 349-352.

SAINT-GERMAIN. — De la guérison spontanée de l'hydrocèle des jeunes enfants (with discussion). (Bulletin et Mém. Soc. de Chirurgie de Paris, 1879, ii, 568-572.)

GUILLERMIN. — Des hydro-hématocèles de la tunique vaginale. Traitement. Paris, thèse 1878, 35 pag. in-4°, n° 422.

OSMAN WACIL. — Hydrocèle vaginale; ses rapports avec l'hématocèle spontanée; son traitement. Thèse de Paris, 1879, 55 pag. in-4°, n° 10.

J. BÉCHAMP. — De la nature des albumines de l'hydrocèle. (Comptes rendus Académie des Sciences. Paris, 1879, XLVI, 60-88.)

CASSOU. — Cure rapide des kytes séreux en général et des hydrocèles en particulier. (Pau méd., 1879, iii, 210.)

L. Chollet. — Recherches sur l'étiologie de l'hydrocèle. Thèse de Paris, 1879, n° 264.

Richet. — Hydro-hématocèle ; traitement par le drainage et les injections antiseptiques. (Praticien parisien, 1879, ii, 319-322.)

Ibid. — Hydro-hématocèle chez un homme de 56 ans ; traitement par le drainage et les injections antiseptiques. (Revue méd. française et étrangère. Paris, 1879, ii, 360-365.)

Célestin Deladrière. — Essai sur les hydrocèles enkystées au-dessus de la vaginale. Paris, 1879, 80 pag. Thèse n° 310.

Tédenat. — Dioptrique des hydrocèles. (Gaz. hebd. des Sc. méd. de Montpellier, 1880, 2 s., i, 28-31.)

Pierre-André Boursier. — Étude sur les hydrocèles symptomatiques des tumeurs du testicule. Paris, 1880, 136 pag., in-4°, n° 9.

Gosselin. — Hydrocèle avec cholestérine. (Gaz. des Hôpit. Paris, 1880, liii, 66.

Houzé de l'Aulnoit. — Sur le traitement de l'hydrocèle par l'injection de quelques gouttes d'une solution de perchlorure de fer au 16°. (Bull. Acad. de Méd. Paris, 1880, 2 s., ix, 134.)

Jules-Ulysse Decoulvenere. — Nouveau traitement de l'hydrocèle vaginale à l'aide d'une faible solution de perchlorure de fer. Lille, 1880, 110 pag. in-4°, n° 14.

Louis-Michel Rol. — De l'hydrocèle vaginale simple et de son traitement par le procédé opératoire de Defer. Paris, 1880, 43 pag. in-4°. Thèse n° 155.

Terrillon. — Note sur l'anatomie pathologique de l'hydrocèle simple. (Progrès médical. Paris, 1880, VIII, pag. 519.)

R. Rodolfi. — L'idrocele curato coll'electricita. (Gazz. med. ital. lombard. Milano, 1878, 7, s. V, 361-362.)

L. Bianchi. — La ellettrolisa nell'idrocele. (Movimento. Napoli, 1879, 2 s. i., 74-86.)

Angelini. — Monographie de l'hydrocèle de la tunique vaginale (Union méd. d'Orient ; Constantinople, 1879, VI, 2 ; II, 49.)

D. Ocafia. — Caso notable de hidrocele de la tunica vaginale. (Siglo med. Madrid, 1880, XXVIII, 184.)

Von Mosetig-Moorhof. — Hydrocele cum corpore alieno, in cavo tunicæ vaginalis testis. (Med.-chirurg. Centralblat. Wien, 1880, XV, 328.)

R.-D. Blackwood.— Pressure for the cure of hydrocele. (Philad. med. Times, 1879, IX, 151.)

Frost. — Encysted hydrocele of the testis. Subcutaneous rupture of hydrocele. (Lancet Lond., 1878, *ii*, 843.)

Hammarsten.— Analyses des liquides de l'hydrocèle, p. p. XVI, XV *iii*. (Upsala. Lakaref. Förh., 1878-79, XIV, 33-44.)

J.-D. Hillis. — Radical cure of hydrocele. (Lancet. Lond., 1879, *ii*, 351.)

N.-S. Foster. — Case of cure of hydrocele by the spontaneous rupture of the sac in to the surrounding cellular tissue. (Lancet. Lond., 1879, *ii*, 871.)

S. Osborn. — Cases of congenital hydrocele of the testis, cured by acupuncture. (Lancet. Lond., 1880, *i*, 285.)

Clements.— Encysted hydrocele of the spermatic cord. (Dublin J. med. Sc., 1880, 31. LXIX, 252.)

B. Bartow. — A new operation for the radical cure of hydrocele. (Buffalo, M. et S. J., 1879-1880. XIX, 527-529.)

F.-A.-P. Knipe. — Encysted hematocele, incision, recovery. (Lancet. Lond., 1880, II, 300.)

J.-B. Roberts. — Radical treatment of hydrocele by injection of carbolic acid. (Philad. med. Times, 1880-81, VI, 90.)

T.-B. Curling.— Traité pratique des maladies du testicule, etc., traduit et annoté par M. Gosselin.

Boyer. — Traité des maladies chirurgicales, tom. X, pag. 187, 1831.

Lucas-Championnière. — Chirurgie antiseptique, etc., 1880.

Chassaignac. — Traité des opérations chirurgicales, tom. II, 1862, pag. 859, etc., 1872.

A. Vidal. — Pathologie externe, tom. V, 1855, pag. 166 et 237.

Stetter. — Hydrocele, 31 Fälle. (Deutsche Zeitschr, f. Chir. Leipzig, 1880-81. XIV, 54-56.)

U. Richter. — Operation der Hydrokele. (Deutsche med. vehnschr. Berlin, 1880, VI, 695).

W. Gardner. — Wolkmann's Operation for Hydrocele.

M.-J. Austral. — Melbourne, 1811, n. s. *iii*, 4-6.

J. Lister.— Three cases, in which the German (schnitt) Method, for the radical Cure of Hydrocele, was resorted to Brit. med. J. Lond., 1881, *i*, 1003.

A. Paquet. — Trois cas d'hydrocèle. (Bull. Méd. du Nord ; Lille, 1881, XV, 282-285.

T.-L. Ogier. — A method of curing hydrocele without confinement of the patient for half an hour during the treatment. (Gaillard's, M. J. N. Y., 1881, XXXII, 193.)

De l'hydro-hématocèle par rupture de la tunique vaginale, par J. L. Reverdin, Professeur à la Faculté de Médecine de Genève. (Extrait des Annales des Maladies des organes génito-urinaires, juin et juillet 1883.)

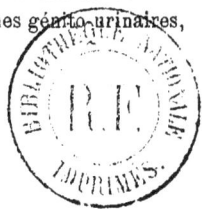

FIN.

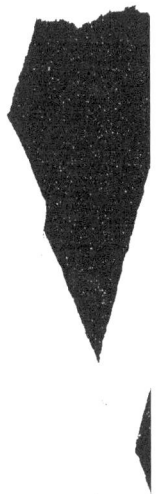

www.ingramcontent.com/pod-product-compliance
Lightning Source LLC
Chambersburg PA
CBHW062030200326
41519CB00017B/4993